一双慧眼

眼科视光中心运营与维护

屈　哲　李耀宇　张娜娜 **主编**

清華大学出版社
北　京

图书在版编目（CIP）数据

一双慧眼：眼科视光中心运营与维护 / 屈哲，李耀宇，张娜娜主编. — 北京：清华大学出版社，2021.11
ISBN 978-7-302-59478-9

Ⅰ. ①一… Ⅱ. ①屈… ②李… ③张… Ⅲ. ①眼科医院—运营管理 Ⅳ. ①R197.5

中国版本图书馆CIP数据核字（2021）第223182号

责任编辑：刘 杨
封面设计：施 军
责任校对：赵丽敏
责任印制：丛怀宇

出版发行：清华大学出版社
网 址：http://www.tup.com.cn, http://www.wqbook.com
地 址：北京清华大学学研大厦A座 邮 编：100084
社 总 机：010-62770175 邮 购：010-62786544
投稿与读者服务：010-62776969, c-service@tup.tsinghua.edu.cn
质量反馈：010-62772015, zhiliang@tup.tsinghua.edu.cn
印 装 者：三河市东方印刷有限公司
经 销：全国新华书店
开 本：145mm × 210mm 印 张：7.5 字 数：180千字
版 次：2021年11月第1版 印 次：2021年11月第1次印刷
定 价：68.00元

产品编号：089141-01

编　委　会

主　编：屈　哲　李耀宇　张娜娜

编　委：邢奇艳　闫羞月　焦晓萍　黄臣伟

许素云　陈　涛　马　静　闫洪欣

杨马君　杨晶晶

序

眼科运营为消费医疗领航

我1995年进入消费医疗领域就是从眼科开始的。

那个时候，还没有所谓“消费医疗”的概念，大家都在摸索，我们把眼科的大型屈光设备投放到三甲医院去。其实，这是一种租赁行为，同时加入了一些代运营的因素，模式并不是十分成功，只能算是消费医疗的早期试水。

虽然早期的试验铩羽而归，但是我始终认为，多年前眼科运营的经验教训，让后来从事消费医疗投资的我，少走了不少弯路。

为什么说眼科运营可以为消费医疗领航？因为眼科的消费医疗部分，始终没有与“医疗”这个严肃的概念相脱离，这一点，医疗美容是望尘莫及的。医疗美容行业掺杂了太多的推销活动，甚至是缺失诚信的过度营销，以至于业内人士在不停地呼吁“回归医疗”。而眼科运营，更接近消费医疗运营本应该具有的模样。

消费医疗不像疾病医疗那样是刚需，它只是为了解决就医者的问题。然而解决问题的途径总是多种多样，所以，消费医疗离不开运营。机构既要能够为就医者解决问题，也要让他们乐于为自己享受的医疗服务买单。

眼科运营，不像医疗美容那样可能滋生出种种难以克服的问题与弊端。眼科运营完全是在医生们的重度参与之下，依靠系列设备仪器的硬件条件进行复杂操作，所以，它更需要精细化的运营管理。

成功地运营一家消费医疗机构，需要大量的“规定动作”和少量的“自选动作”。所谓规定动作，就是按照行业的运行规模，以及医疗机构的经营规矩，经营管理人员必须要完成的事项；而自选动作，是创意和灵感的发挥，表现出运营者的独到思维。自选动作是在规定动作基础之上的妙笔生花，而脱离了规定动作的自选动作则是无本之木。很可能，穷极一个人全部的职业生涯，也没有遇见过一鸣惊人的创意火花，不过不要紧，只要踏踏实实地做好规定动作，照样能够成为优秀的经理人。本书论述的，便是一系列的规定动作。

屈哲女士是眼科运营的佼佼者，在多年的眼科运营里积累了丰富的经验，取得了骄人的成绩。她愿意将自己的经验与同行们分享，难能可贵。希望每一位读到这本书的读者，都能够从中获益。

联合丽格董事长　李滨
2021 年 8 月

前 言

1987 年美国科学家麦克唐纳首次采用准分子激光技术进行角膜切削术，就此开启了现代屈光手术的时代。经过 30 多年的发展，屈光手术逐渐成为眼科专业中技术发展最快、手术人群最多、效果和效益最好的手术板块，也越来越被人们所接受。与准分子激光技术同一时代，角膜塑形镜技术的出现和成熟为青少年近视患者带来了一种全新的解决方法，而人工晶状体植入术（Implantable Collamer Lens，ICL）更是为超高度近视患者提供了另一种视力矫正方法。眼前节测量分析仪（Pentacam）为术前筛查圆锥角膜提供了技术保证，而角膜交联技术的出现和成熟也为圆锥角膜或者术后圆锥角膜的预防和治疗提供了强有力的技术支撑。

正是由于这些新技术的出现和发展，眼科医生进行眼科屈光矫正有了新思路，并由此确立了一个新型眼视光专业。这个行业的出现是革命性的，它吸引了大量的医生进入该行业，也解决了大量患者的需求。如今，无论是国内还是国外，也无论是公立医院还是私立医院，都已经将屈光矫正作为了眼科最重要的工作之一。

随着国家政策的逐步放开，民营资本大量进入医疗行业，首先得到较好发展的就是眼科、口腔和美容整形等医疗领域。而眼科屈光中心更是近年来的热门行业，越来越多的资本进入这个领域，这样虽然促进了行业的发展，但势必带来较多的无序竞争。

一家眼科屈光中心或眼科医院要真正地将眼科屈光手术或相关的视光矫正做好并非易事。因为并不是单纯地比拼资金、设备和招募人才就可以实现很好的发展，而是要科学地分析市场和需求，找准自己的优势并做好市场定位，运用最佳的营销方法等，才能做出成绩，实现盈利，否则就一定会亏损，甚至导致经营失败。

笔者自2004年开始负责眼科屈光中心的工作，历经17年，曾在多家医院和诊所从事过运营和管理工作，已经摸索出了一套科学的运营和管理方法。实践证明，这一套方法是有效的，笔者所运营和管理过的眼科屈光中心都取得了非常好的成绩，而且都在稳步向上发展。成功不会凭空实现，任何成功都是成功者经历多年困难和磨难，并及时从中总结经验而最终得来的。所以，一个成功的经营者需要意识到，总结自己的经验是为了使自己在行业中始终立于不败之地。笔者将自己的经验和教训总结成此书，并希望通过此书让读者能够全面地认识和分析眼科屈光中心的规划和运作，更好地按照这个行业和市场的规范从事经营，而非盲目地进入野蛮地竞争。

2020年出现了世界范围内的新冠疫情，疫情给眼科屈光行业也带来了不小的冲击，对于一些本就效益不好的企业更是灭顶之灾。本书正是笔者在疫情的肆虐之下对自身和该行业的深度反省之作，由于时间仓促，书中难免有不妥之处，还请读者批评和指正。

目 录

第一章　眼科运营项目的分析选择　/　1

如何确定眼科运营项目　/　1

第二章　屈光中心可开展项目分析　/　4

一、一般眼科项目　/　4

二、儿童眼科项目　/　9

第三章　选址经验谈　/　17

一、当地相关部门的规定性要求　/　17

二、地理位置　/　18

三、场所产权和物业　/　20

第四章　眼科屈光中心的总体环境装饰理念　/　25

一、问题的由来　/　26

二、空间设计及装修的重要性　/　26

三、眼科屈光中心的总体装饰原则　/　27

四、外部设计和内部设计的原则　/　28

第五章　屈光中心的设计规划和装修施工　/　32

一、总体规划　/　32

二、医疗功能区域的设计和装修　/　36

三、前台的设计和装修 / 42
四、宣传展示区域 / 42
五、关于装修 / 43
第六章 跨入门槛的过门石——行业准入申请 / 45
一、营业执照的申请 / 45
二、对公银行开户 / 47
三、税务登记 / 48
四、POS 机的安装 / 53
五、网络申请 / 54
六、电话申请 / 55
七、HIS 的建立 / 55
八、开工申请、消防、环评申报及医疗机构执业许可证申领（以北京市朝阳区为例） / 57
第七章 开设机构的基础——设备选购 / 59
一、普通眼科设备 / 59
二、视光检查设备 / 62
三、手术设备 / 64
四、其他辅助设备 / 67
第八章 采购与合同签订 / 70
一、设备的选购 / 70
二、耗材、药品的采购和合同的签订 / 79
第九章 核心竞争力——团队建设 / 82
一、人才的选拔 / 82
二、眼科屈光中心的人才组成和基本要求 / 84

三、团队建设 / 87

第十章 人力资源管理 / 93

一、人员编制与整体组织架构的确立 / 93

二、定岗定员 / 95

三、招聘管理 / 98

四、规章制度管理 / 105

五、福利管理 / 107

第十一章 医务制度建立 / 111

一、建立医务管理体系 / 111

二、成立医院管理委员会 / 112

三、医院管理委员会工作制度 / 112

四、建立医疗质量管理制度 / 113

五、医务人员继续教育 / 136

六、应急预案 / 136

第十二章 财务制度建立 / 140

一、投入预算 / 140

二、运营预算 / 143

三、收支平衡点的预测 / 146

四、财务数据分析 / 146

五、人工成本预算 / 148

六、各种经营税费的预算 / 148

第十三章 市场竞争的排头兵——市场营销 / 150

一、网络营销 / 150

二、第三方营销的管理 / 154

三、视频内容管理 / 159
四、品牌建设——医疗机构 VI / 164
第十四章 持久发展之利器——好口碑，口碑好 / 169
一、口碑的作用 / 169
二、激发大众口碑 / 171
三、眼科屈光中心做口碑营销的优势 / 172
四、眼科屈光中心如何做好口碑营销 / 173
第十五章 容易被忽视的重要环节——法律事务管理 / 176
一、法律工作概要 / 176
二、法律事务管理内容 / 178
第十六章 仪容仪表和礼貌用语 / 192
一、基本要点 / 192
二、基本礼仪规范 / 193
三、沟通技巧 / 195
第十七章 医疗与经营之间的矛盾与统一 / 203
一、医疗机构到底需不需要经营 / 203
二、医生与市场运营的矛盾 / 204
附录 / 206
附录 1 激光手术工作流程图 / 206
附录 2 儿童眼科接诊流程 / 213
附录 3 管理人员要懂得财务知识 / 214

第一章
眼科运营项目的分析选择

如何确定眼科运营项目

根据不同的经营模式，我们可以将眼科医疗机构分为两种：公立医院中的眼科医院和私立眼科医疗机构。其中，私立眼科医疗机构占有非常重要的地位，也是最近几年发展最快的项目。私立眼科医疗机构又可以分为几种，与公立医疗机构合作或者挂靠于公立医疗机构的私立眼科机构，比如一些综合医院的附属眼科医院等；完全社会办医的眼全科医院，比如爱尔眼科医院、普瑞眼科医院等这类全国连锁的眼全科医疗机构；以及完全社会办医的眼专科医院，这一类机构可以算作眼科领域中更细的分科，比如屈光中心就属于这一细分领域的眼科医疗机构。所以如果要想在眼科领域谋求发展，那么在创业初期就要仔细考虑，想要建立多大的机构规模和怎样的经营模式。这要结合多方的情况进行综合考虑，比如人脉、资源、人才、资金以及长久的规划等。在影响一家眼科医疗机构成败的关键因素中，除了最重要的眼科领域专业人才因素外，创业领导者的能力以及思维方式也是很重要的因素。

从某种意义上来看，创业者才是一家企业机构最大的投资人，他需要贡献很多时间和精力在机构的创建和运营上，要承担由此带来的风险和责任。因此，不论是自己投资做决策，还是通过融资来运营一家企业机构，创业者都必须具备一定的“投资人思维”，要始终保持头脑清醒，清楚自己的发展方向和目标。

创业者发展目标的设定要在前期项目规划的时候完成。运营一家眼科医疗机构，首先就要考虑清楚的是要运营眼科医院还是要运营眼科门诊，以及是否要设立病房、是否要开展手术业务、开展手术是否要进行全麻，等等。

如果要运营眼全科医疗机构，那一定要建成医院级别，要有病房，要能够进行全麻手术，要有抢救设施，还要有相关的配套设施，等等。所以按照这样的规划设立机构所需的场地面积至少要 3000 平方米。如果计划只开展眼底相关疾病的治疗业务，那么也一定要有病房，要能够进行全麻手术，等等。所以这样的规划，基本上也是一个小型医院的标准，只是在场地面积上可以比全科医院稍微小一些。如果做屈光中心或青少年视光中心，则又有所不同。本书的重点是对屈光中心的规划、运营进行介绍。此外，还要对将要开展的业务项目做好规划，并尽量细化。如要考虑清楚眼科医疗机构的分期发展，在一期阶段要开展哪些业务项目，在二期阶段要增加哪些业务项目等，以及一期、二期的时间节点在哪里等。做好这些规划以后，才能进一步确定装修设计、设备采购以及人员招聘等方面的规划目标。

不同的目标设定决定了机构的级别，也就决定了需要采购的仪器设备类型、等级等。同时还决定了申请办理有关资质时需要准备的材料等。

对于投资人和管理者来说，必须始终保持头脑清醒，要认真、深入分析自身所具有的各方面条件，找出自己的优势和劣势，据此来确定要建设、经营的机构性质和未来的发展目标。要思考清楚是少而精地主要着力于开展精品业务项目，还是要大而全地多开展普通业务项目。很多投资人和管理者在没有思考清楚以上这些问题时，总是喜欢盲目地单纯追求做大。他们认为有很大的业务范围，就会有可观的业务量。但是，盲目地单纯做大这种做法在事实上很难取得成功，除非投资人具有足够雄厚的经济实力，可以容忍数年的亏损。此外，作为投资人或管理者，一定要清楚自己对眼科领域的认知范围或者接触范围，要充分了解这个领域的复杂性。但几乎没有人能依靠自身有限的认知来支撑并管理好机构所开设的所有业务项目，以及全面把控采购设备、租赁场地、人力资源管理等产生的各项成本支出。所以，盲目追求大而全，最终的结果往往是优势业务因为开展一般业务而受到限制无法做精，一般业务也因为没有优势而得不到发展，从而导致失败。

眼科屈光视光中心的特点就是小而精，这是医学领域中其他项目所无法比拟的。1000 平方米左右的场所面积通过精细规划就能很好地满足屈光视光运营的要求，如果运作得当，屈光中心将会在很短的时间内达到收支平衡，产生最大的坪效比。如何开设眼科医疗机构，特别是开设眼科屈光中心，本书中将有大量内容对此进行全面介绍，以期为有意开设屈光中心的读者提供借鉴和帮助。

第二章 屈光中心可开展项目分析

眼科屈光中心的核心工作是解决人眼的视光问题，而非治疗普通的眼科疾病。所以眼科屈光中心与综合医院中的眼科或者是独立的眼科专科医院有着明显的差异。视光领域是眼科专业中最近 20 年以来发展最快的一个领域，也是患者人群最大的一个领域之一。近年来，家长和学校对教育的重视程度越来越高，与此同时，电子产品尤其是视屏电子产品也大量进入青少年，甚至是幼儿的生活，由此造成了大量青少年视力水平下降，视力问题（尤其是视力疲劳和近视）已经成为眼科领域里最受人们关注的问题。所以将专注于解决视力问题的眼科屈光中心从普通的眼科中独立出来，也是大趋势的必然结果。

目前，眼科屈光中心的所开展的主要经营项目一般包括屈光手术、验光配镜、患者的视觉训练，以及儿童眼科项目等。不同的经营项目对应的是不同视力问题的人群，这些项目之间具有很强的独立性，但又有一定的联系。本章将分一般眼科项目和儿童眼科项目两部分对眼科屈光中心的经营项目进行一些简要介绍。

一、一般眼科项目

一般眼科项目主要是针对一般人群的眼科问题而开展的项目。屈光手术是眼科屈光中心最重要的经营项目，可以说是绝大多数屈光中心的核心项目，甚至还是一些小型屈光中心所开展的唯一经营项目。一般来讲，目前屈光手术的操作技术已经十分成熟，手术基本都能达到良好的效果，而且对屈光中心而言，屈光手术的经济和社会效益也是很好的。但同时屈光手术对设备和医生的技术也有很高的要求，必须确保很高的安全性和良好的手术效果。所以，要很好地开展眼科屈光手术就需要购买先进的手术设备（如飞秒激光机、准分子激光机等），并需要聘任有良好手术技术的专家医师。

屈光手术根据手术部位的不同，大体上可以分为角膜屈光手术和眼内屈光手术。这两种手术尽管都能够解决眼的屈光不正问题，但实质上却是两种差异很大的手术。

（一）角膜屈光手术

角膜屈光手术是在角膜的基质层中切削掉或消融部分的组织，使其形成一个凸透镜、凹透镜或者是椭圆（环曲面）形透镜，以此来解决远视、近视或散光问题。这种手术适用于绝大多数患者，效果也最好，而且并发症也比较少，所以角膜屈光手术是目前开展最普遍的屈光手术，也是多数眼科屈光中心必不可少的经营项目之一。

1. 角膜屈光手术的分类

我们可以根据激光作用的部位分为表层手术和板层手术，后者又分成准分子激光手术（laser-assisted in situ keratomileusis，LASIK）手术和飞秒激光角膜基质透镜切除手术（ReLEx）。

（1）表层手术

表层（PRK）手术诞生于1987年，是开展最早的角膜屈光手术。

最早是采用物理的方法（即手工）刮出角膜上皮，然后在前弹力层下对角膜的基质进行准分子激光消融，这就是所谓的 PRK 手术（准分子激光角膜切削术）。随着 PRK 手术的大量开展，少数患者出现了不同的并发症，如严重的角膜刺激症状、角膜上皮下混浊以及部分的屈光回退等，所以这种手术逐渐被淘汰了。取而代之的是 EK 手术（准分子激光上皮下角膜磨镶术 LASEK，简称 EK），这种手术是通过浓度为 30% 的酒精作用于角膜表面 30 秒钟，制作一个上皮瓣，然后掀开上皮瓣，在角膜的基质层上进行准分子激光的消融。这种手术的并发症要少于 PRK，患者的舒适感也更好。但是角膜上皮下混浊以及屈光回退的问题并没有完全解决。

随着科学技术的进步，人们对于表层手术的研究也越来越深入，角膜屈光手术也出现了很多新技术，在很多方面得到了改进，比如通过准分子激光进行去上皮，我们称之为 TransPRK 手术，通过在术后立即覆盖绷带镜来缓和角膜的刺激症状，并合理使用激素类药物来预防和解决上皮下混浊问题。

目前，屈光中心开展的表层角膜手术多数是 TransPRK 手术，个别情况下也选择 EK 手术，而原始的 PRK 手术已经被淘汰掉了。

（2）板层角膜手术

由于表层手术存在着上述并发症的问题，而并发症的存在就意味着风险的存在，这是医生和患者都不愿意看到和面对的情况。角膜手术对于安全性、效果和精度的要求极高，且要尽量减少术后反应，所以最大限度地减少或者消除并发症就成为角膜屈光手术技术发展的目标。上述并发症之所以存在，其原因就在于手术破坏了角膜的上皮和前弹力层，在术后的愈合过程中，这些组织就可能会出现基质组织异常增生的问题。因此，为避免出现这些并发症，就必须保留角膜的上皮和前弹力层，所以就出现了角膜板层手术。

角膜板层手术是先通过制作一个角膜瓣，并掀开角膜瓣，然后在角膜的基质层中进行准分子激光的消融。这种手术有效地避免了表层手术中所存在的问题，因此 2000 年以后逐渐成为了角膜屈光手术中最主流的术式。早期的手术方式称为 LASIK 手术，主要是通过板层角膜刀来制作角膜瓣。之后则常用飞秒激光来制作角膜瓣（后者又称为飞秒激光辅助的准分子激光角膜磨镶术，俗称半飞秒手术）。目前绝大多数眼科屈光中心还是以该手术为主。

一项技术的应用总是有利也有弊的，角膜板层屈光手术也不例外。这种手术虽然通过保留角膜上皮，解决了一些表层手术的并发症问题，但是角膜瓣并发症却成为了板层手术所存在的另一个问题。尽管这种并发症的发生率很低，对手术的影响不大，但却一直是眼科医生的心病。为了解决角膜瓣并发症的问题，最重要的方法就是由飞秒激光引入取代了角膜板层刀，它可以使角膜瓣的制作更加准确和安全。

（3）角膜基质透镜摘除术

正是由于飞秒激光的引入，科学家探索出了通过飞秒激光制作基质透镜来完成板层的角膜屈光手术的技术，这就是所谓的飞秒激光透镜摘除术，也就是目前应用越来越广泛的全飞秒手术。

这是一种单独使用飞秒激光机来完成的角膜屈光手术，它使用飞秒激光在透明的角膜基质中扫描 2 层，制作出一个基质的透镜，然后通过 2 毫米的切口分离出这个基质透镜，从而达到矫正屈光不正的目的。这种手术很好地规避了表层手术和板层手术的并发症，且具有与其他两种手术一样的手术效果。因此，角膜基质透镜摘除术已经成为了国内外优先推荐的角膜屈光手术。

2. 角膜屈光手术仍然存在的问题

前面我们了解了角膜屈光手术已经成为当今最重要的屈光矫正手术，解决了很多人的屈光不正问题，但是我们也必须要知道，角膜屈光手术是在角膜上完成的，所以健康的角膜是完成该手术的基础。如果角膜的厚度或者形态上存在问题的话，就无法进行角膜屈光手术；而如果在不健康的角膜上进行该手术，可能会造成角膜的损害而对视力造成更加不好的影响。

所以在进行角膜手术前对于角膜的各项检查（尤其是 Pentacam 角膜地形图检查）就显得额外重要，对于那些可疑的角膜地形图，我们必须谨慎对待，必要时就要选择其他类型的屈光手术。

（二）晶状体的屈光手术

眼内植入人工晶状体（ICL）进行近视矫正是最近 10 年以来逐渐应用成熟的一种技术，这种技术主要针对高度近视或者是角膜厚度不够或者存在问题（例如可疑圆锥角膜或角膜厚度不足）的患者。近年来这种手术的数量也在逐渐增加。

眼内植入人工晶状体手术是通过角膜切口进入眼前房，在黏弹剂的辅助下将人工晶状体植入到眼内。之后，冲洗干净黏弹剂，关闭角膜切口即可。手术中 ICL 的植入部位位于虹膜后和晶状体之前，即眼前节的后房位置，因此术前需要测量前房的深度、角膜的直径以及房角等。

这种手术的优点主要是不损伤角膜，同时人工晶状体以后还可以取出，因此是一种可逆的屈光手术。

但是，因为该手术是在眼内操作，所以风险相对要更高一些。这些风险包括眼内黏弹剂残留导致的眼内压力升高，术中损伤虹膜或晶状体等。另一方面，也是由于这是一种眼内手术，因此在消毒程度和无菌环境等方面的要求要高于角膜屈光手术。所以，相对来说，眼内植入人工晶状体的手术目前还只占眼科屈光手术中的一小部分。

（三）晶状体摘除和人工晶状体植入术

人工晶状体植入术是一种特殊情况下进行的屈光手术。对于已经有白内障同时又伴有近视的患者，可以通过白内障手术（超声乳化或者激光乳化）的方式，摘除浑浊的白内障，再置换一个合适度数的人工晶状体，可以很好地解决近视问题；还可以通过植入一种三焦点的人工晶状体来很好地解决看近、中距离和看远距离的问题（即近视和老视的问题）。

而对于一些年龄偏大，同时近视度数特别高的近视患者，尽管晶状体本身还没有明显的浑浊，特殊情况下也可以通过摘除透镜的晶状体并植入合适的人工晶状体的办法来解决近视问题。

需要说明的是，这种手术方式不是特别适合独立的眼科屈光中心，因为对于白内障手术的术前和术后需要对眼底和全身其他情况进行较多的检查和评估，而多数眼科屈光中心并不具备完成这些检查和评估各方面的条件。

二、儿童眼科项目

2018 年 8 月 30 日，教育部等八部门发布了《综合防控儿童青少年近视实施方案》，国家将儿童的近视防控提到了关键日程。方案指出，鉴于我国儿童青少年近视率居高不下、不断攀升，近视低龄化、重度化日益严重，已成为一个关系国家和民族未来的大问题。防控儿童青少年近视需要政府、学校、医疗卫生机构、家庭、学生等各方面共同努力，需要全社会行动起来，共同呵护好孩子的眼睛。该方案提出了具体目标，到 2030 年，实现全国儿童青少年新发近视率明显下降，儿童青少年视力健康整体水平显著提升，6 岁儿童近视率控制在 3% 左右，小学生近视率下降到 38% 以下，初中生近视率下降到 60% 以下，高中阶段学生近视率下降到 70% 以下，国家学生体质健康标准达标优秀率达到 25% 以上。

在近视防控上，私立医院的儿童眼科在医疗环境、人文关怀、就诊体验方面有很大优势，可以承担其中很大一部分工作。本章对这些工作的要点进行叙述，并以此指导眼科诊所或屈光中心找到适合自己的营业方向。

（一）儿童近视防控

目前，儿童眼科的检查防控通常根据年龄分为三个阶段：3 岁以下，主要进行致盲眼病的筛查；3~6 岁，建立屈光档案；6 岁以上，进行近视防控。

3 岁以下的眼病检查，主要针对出生时低体重、有吸氧史的早产儿，有明确家族遗传性眼病的，及有明显外观可见的眼球转动异常、白瞳症等体征的特殊患儿。一般的诊所需要在此类患者就诊时做出基本诊断，并指导推荐至有诊疗能力的专科医院的相关专家，建立绿色通道，给予患儿及时精准的治疗。

3~6 岁的儿童通常能够配合基本的眼科检查，私立诊所的就诊环境温馨舒适、医护人员和蔼可亲，可以消除儿童的就医恐惧感，特别适合儿童的早期视力筛查。通过一对一耐心细致的检查，可以建立早期基本准确可靠的屈光档案，特别是客观的眼病诊断指标之一的眼轴测量。之后通过每半年一次的随诊，观察眼轴长度的变化，对于近视防控具有重要意义。

另外，3~6 岁这个年龄段的儿童，弱视、斜视的发病率在 3% 左右，及时进行相关检查和治疗，一般均能让孩子在学龄前达到正常标准，且不会影响到孩子日益健全的个性心理发育及对自身社会地位的认知。

6 岁以上的儿童，即可以轻松完成所有眼科的基本检查。这时需要建立一份完整的屈光档案，包括：视力、显然验光、色觉、立体视觉、眼位、双眼视功能、眼轴、裂隙灯及眼底的基本检查。最好对一些重要的客观检查报告作为图像留存，例如角膜地形图、散瞳验光数据、眼前节生物测量、眼底照相等。对于有高度近视遗传史的儿童，需要每三个月检查一次眼轴，在真性近视发生之前予以及时的日常用眼行为指导、双眼视觉训练和药物干预治疗。

（二）儿童近视检查及矫正

已经真性近视的儿童，诊所要具备完善的视光检查设备及全套的光学矫正手段，以适应所有年龄段、各种特殊情况的青少年的近视防控需求。具体分为：检查系统、镜片系统、训练系统、药物辅助治疗系统等。

1. 检查系统

（1）除前文介绍的屈光档案中所包含的基本检查外，还需要通过特定的检查仪器对特殊眼病进行相关的检查。包括如下内容：

① 针对高度近视风险大、眼轴偏长或增长过快的儿童，需要行欧

堡全景眼底扫描，重点是要及时发现周边视网膜病变。

② 针对角膜地形图异常的患儿，例如逆规散光、斜轴散光、角膜前表面上下曲率不对称等异常检查结果，需要用眼前节综合分析仪采集角膜后表面的数据，并及时随诊，期望尽早发现圆锥角膜的病例。

③ 针对有青光眼家族史、眼底杯盘比偏大、盘沿形态不规则的患儿，需要行视盘OCT以及视野和眼压的检查，并及时随诊。

④ 针对虹膜残留、角膜陈旧性瘢痕、角膜变性或角膜营养不良等疾病，需要进行眼前节照相留存其影像学资料。

针对日益增加的干眼、睑板腺功能障碍的患儿，在接触镜佩戴中可能出现眼表问题，因此需要干眼的检查和治疗系统的支持。

（2）合理散瞳下的精准验光、熟练细致的双眼视检查。

① 所有验光均应在综合验光仪下进行，电脑验光的设备定期校准。在进行显然验光前需要先进行充分的雾视。为保证验光结果的准确性，验光的过程中需要耐心细致。

② 双眼视检查要求熟练，形成一套自己诊所的检查程序，并针对不同年龄段儿童做出检查项目的合理调整。

2. 镜片系统

（1）角膜塑形镜

角膜塑形镜也称OK（Orthokeratology的缩写）镜。角膜塑形术是一种通过夜间佩戴硬性角膜接触镜的方式来矫正近视的方法。角膜塑形镜主要分硬性角膜接触镜和软性角膜接触镜。硬性角膜接触镜包括夜间佩戴的角膜塑形镜和日间佩戴的硬性透氧性接触镜（Rigid Gas Permeable Contact Lens，RGP）；软性角膜接触镜包括普通的和离焦设计的软镜。

角膜塑形术是眼科屈光中心的一个重要的工作项目，在近视矫正患者中角膜塑形镜的佩戴数量一般不会少于做屈光手术的数量。因此，有相当数量的屈光中心就是以佩戴角膜塑形镜为主要的业务。至少最近 20 年的实践已经证明，通过夜间佩戴角膜塑形镜能够实现让青少年白天不戴眼镜的目标，而且长期佩戴角膜塑形镜还可以明显地控制青少年近视的发展速度。所以，这也是近年来角膜塑形术快速发展的重要原因。

角膜塑形镜适合于 10 岁以上且近视度数不超过 -6.00D 的青少年佩戴。不过，角膜塑形镜在佩戴前要对患者的近视度数、角膜曲率、角膜地形图等指标进行测量，并且需要试戴一段时间。

由于角膜塑形术是一种主要用于青少年的近视矫正方法，所以在佩戴前要教会孩子和家长正确的佩戴方法，而且要求患者一定要定期复查裂隙灯和角膜地形图，一旦出现异常，要及时停止佩戴并到屈光中心或就近的医院眼科进行检查，以确保角膜的安全。

角膜塑形镜的另一种优势就是可以应用于角膜不规则（例如圆锥角膜）的患者，这些患者可以通过佩戴角膜塑形镜从而使角膜表面变得平滑和规则，有效地解决各种原因所引起的角膜不规则散光问题，提高佩戴者的视力或改善其视觉效果。另外，角膜塑形镜如果停戴一段时间，原有的这些视力问题就会恢复至原先的状态，所以，有时可以利用角膜塑形镜的这种特性来验证角膜不规则散光的治疗效果。

由于角膜塑形镜主要针对的是青少年患者，而且是在角膜的表面进行佩戴，所以眼科屈光中心要严格掌握适应证，而且还需要对它的不良反应高度警惕，以免出现较严重的问题。

（2）框架镜

普通的框架镜分为近视镜、远视镜、散光镜。验光师要能够严格把控儿童验光配镜的给镜原则，特别是针对远视或弱视的儿童，需要验光师在双光镜、渐进镜和三棱镜验配上有一定的经验。

用于近视防控的镜片目前有离焦环设计的镜片，因价格偏贵，需要多向患者在设计上做介绍和解释工作，因衍射环设计的分光作用，在眩光、分光现象等方面需要与患者仔细沟通。

在广泛使用角膜塑形镜进行近视矫正的诊所，还会遇到患者因各种原因停戴角膜塑形镜而临时佩戴替代用镜的情况，或度数偏高的患者夜间佩戴角膜塑形镜后日间仍需要佩戴低度数补偿镜的情况，这对验光医生的专业技能及与患儿家长的沟通能力方面有很高的要求。

防蓝光眼镜及日间的太阳镜也需要常备，以满足儿童散瞳后的需求，应用低浓度阿托品防控近视的儿童也需要经常佩戴此类眼镜。

3. 训练系统

可分为眼科训练及居家多媒体训练，通过二者的优势互补可以有效地改善儿童双眼视觉异常的问题。眼科训练可以应用较为复杂和昂贵的仪器，加上训练时有专业的训练师陪同辅助，能够实现短期内明显改善视觉效果的目的。眼科机构要建立全套的视觉训练系统，这样就可以方便双眼视觉异常明显的患者来院就诊。在这一方面眼科诊所具有很大优势，可以通过这一项业务增加诊所收入。在居家的多媒体训练方面，目前有很多软件可以应用，训练系统可监测到每个孩子每天的训练情况，医生可以实时指导患者调整治疗方案及监管治疗的效果，从而增加医患沟通的黏滞性。

视觉训练的主要内容有：

（1）视觉训练主要针对的是非斜视性双眼视觉异常，主要包括调节功能异常及集合功能障碍。调节和集合相互制约并相互影响，临床中需要根据主要矛盾设计训练方案，并需要根据双眼视觉异常的改善程度而适时调整训练方法。

（2）斜视术后的双眼视觉提升及巩固训练：许多斜视手术后的儿童存在着双眼视觉异常的问题，通过调节及集合的训练，建立并改善双眼视觉，可以辅助巩固斜视手术的正常眼位，避免再次出现斜视。

（3）弱视治疗：针对适龄的弱视儿童，在视力充分矫正的基础上，弱视训练十分有效。各种类型的弱视，均可在 1~2 年内完全治愈。另外，在治疗弱视的过程中要避免近视化进程过快，这一点很重要，需要及时调整治疗方案。

4. 药物辅助治疗系统

（1）散瞳药物

主要作用是麻痹睫状肌，去除调节痉挛引起的假性近视，广泛应用于儿童验光。根据睫状肌麻痹的程度及药效持续的时间可以将其分为三种。① 1% 阿托品眼用凝胶：强力及长效的睫状肌麻痹剂，应用于 6 岁以下儿童的验光，一般用药 3~5 天后验光，散瞳作用可持续 3 周。② 1% 环喷托酯滴眼液（赛飞杰）：是一种人工合成的强力抗胆碱药物，属于中短效睫状肌麻痹剂，但其睫状肌麻痹效果优于托吡卡胺，一般 1 小时内点眼 3~4 次后验光，停药后散瞳状态可持续 2~3 天。③复方托吡卡胺滴眼液（如美多丽、双星明等）：短效睫状肌麻痹剂，一般也是在 1 小时内点眼 4 次后验光，散瞳可持续时间 4~6 小时不等。

（2）低浓度阿托品滴眼液

目前可以购买到的剂型是 0.01% 浓度的，其他浓度需要以人工泪液及阿托品注射液自行配置。目前国内普遍使用 0.01% 浓度的阿托品，在双眼视功能无明显异常的患者中，可以用于近视防控。但是如果长期应用，则需要监测药物对调节能力的影响以及日间瞳孔直径变化的情况，必要时辅以日间佩戴太阳镜。

（3）人工泪液、抗生素滴眼液、抗过敏滴眼液、促进角膜上皮生长的滴眼液等

此类药物可用于处理儿童就医过程中出现的干眼、炎症、过敏、上皮损伤等情况，一般建议选用不含防腐剂的剂型。

总之，眼科屈光中心主要的业务项目是围绕验光工作来开展的，在准确验光的基础上再对能够进行矫正的患者进行各种方式的视力矫正，从而帮助患者恢复和提高视力或视觉质量。屈光中心的视力矫正在国外早已开展，并已得到了很高的重视，不仅在大学开设有专门的视力矫正专业，还有相应的具有国际影响力的专业学术杂志。在国内，近年来视力矫正也越来越受到重视，许多城市都设立了独立的眼科屈光中心，但是多数屈光中心的业务项目还比较单一，真正能够全面开展前述各项业务的屈光中心还不多，随着医学界的发展和家长对孩子的视力问题越来越重视，相信今后会有越来越多的高水平眼科屈光中心建立起来，为国人的视力提供更好的科学保障。

第三章
选址经验谈

屈光中心的选址是眼科医院筹备前期工作中最重要的考量，选址的好坏是影响未来就诊量的重要因素之一。因此，在眼科医院筹建的前期要对目标城市有关的各方面情况进行全面分析和判断，找出几个备选的方位，然后再进行进一步综合考量，最终优选出最佳的位置方案。

一般屈光中心选址时需要关注的要点有以下几个方面。

一、当地相关部门的规定性要求

任何一个城市对于医院或者诊所的开设都有相关的一些硬性指标或要求，其中，除了对于相关资质的要求外，还会有一些要求影响着医院、诊所等经营场所的选址。对于距离居民区很近的医院还会被要求进行环评（需要注意提前了解当地对于居民楼居民区间距的要求）。当地相关部门的这些要求是必须首先考虑的内容。在此，以北京市朝阳区的有关规定为例，朝阳区对于医院或诊所的要求如下（每年也会有些微变化，仅作参考）。

（一）最小的诊疗场所面积

根据开设的类别有不同的面积规模要求。如诊所、门诊部、专科医院都是不一样的面积要求。

（二）一楼门脸以及独立通道

目前朝阳区的要求是有独立的出入通道和一楼独立入口。

（三）房产使用性质为商业用房或者医疗用房

其他规划性质不予审批（如科研用房，配套用房等）。

所以，如果在北京市朝阳区开设屈光中心就要首先了解清楚这些规定，然后才能根据这些规定进行下一步的选址工作。

二、地理位置

地理位置的选择对于患者的就医方便程度有很大影响。需要考量的方面包括附近人口的密度、交通是否便利、周围是否有醒目的标志性建筑物、周边的停车场所、购物商场等配套设施场所是否便利、与竞争对手（公立医院或私立医院）的关系等，这些都是必须考虑的。下面选取重要的几个方面做一些说明。

（一）交通条件

通常情况下，一家医院或诊所都需要有比较便捷的交通条件，这样才便于患者快速就医。当然，便捷的交通条件并不意味着就要处于交通枢纽地带，重大的交通枢纽反而并不利于开办医院或诊所。就眼科屈光中心而言，其位置环境不宜过于嘈杂和混乱，以免影响医疗活动的开展和患者的休息。交通条件要以有利于患者寻找为准，要适当靠近公共交通或轨道交通的站点，要有比较明确、通畅的交通路线可以到达。

有些地理位置，如背街或小胡同等，尽管土地价格便宜，且无交通拥堵，但是并不适合作为眼科屈光中心的选址。眼科屈光中心虽然不需要太大的空间，但是正式开展业务以后，手术通常会比较集中，所以背街和小胡同的狭窄空间会直接影响就诊量，即使是对已经就诊的患者来说，也会留下相对消极的印象，从而在一定程度上影响屈光中心的声誉。

（二）建筑物标识

眼科屈光中心的面积通常都比较小，一般在 1000~2000 平方米，所以很难有单独高大明显的标志性建筑，多半是处于某个建筑的一个独立的门脸或者是在内部的一个区域。所以如果位置选址在一个较为明显、醒目的标志性建筑物附近，那么屈光中心也就会随之而有比较高的辨识度，容易被患者记住和找到。当然，这并不是说屈光中心就不需要有自身易被识别的标识了，选址周边的标志性建筑物只是方便患者识记和寻找的有利条件。

（三）周围的配套设施和场所

周围的配套设施对于眼科屈光中心也有一定的影响。比如，选址在写字楼、大型商场等场所附近，不仅会方便一些患者在工作或购物之后的时间来屈光中心就诊，也会方便另外一些患者及其家属在就诊前后的工作和购物活动。选址在一些医疗或培训机构等附近，也会对屈光中心开展业务有一定的益处。另外，比较重要的一点是，屈光中心最好有独立或者公用的停车场，停车是否方便越来越成为影响客户体验的重要因素，交通拥堵和停车难的问题，会直接给患者的就诊量和患者对屈光中心的评价带来负面影响。

另一方面，如果选址附近有大量的餐馆或是有大规模批发市场等场所，则会对屈光中心造成明显的不利。因为这些场所周围的环境一般相对较为混乱嘈杂，尤其是与餐饮店、肉类批发市场距离太近时，可能会受到这些场所产生的异味影响，给患者留下不良的就诊体验。餐饮店的油烟也可能会对手术室的层流有影响，所以这些都与屈光中心整洁、安静、舒适的环境要求是相背离的。总之，眼科屈光中心作为一个高端的私营机构，其周围的环境也是自我形象的一部分，会对自身产生很重要的影响。

三、场所产权和物业

（一）营业面积

确定屈光中心恰当的营业面积也很重要，营业面积的大小与所要开展的服务项目的多少有关。通常，较小的眼科屈光中心，服务项目也相对简单，一般进行角膜屈光手术，需要 800 平方米左右的营业面积；而较大的屈光中心，服务项目一般除了屈光手术外还会包括配镜、角膜塑形镜、青少年近视矫正手术等，则需要 1500~2000 平方米的营业面积。

目前，开设屈光中心的场所多数情况下是租赁的，所以对租赁区域而言，还要考虑得房率（即真正的使用面积）的问题。比如有些大厦的得房率很低，甚至仅能达到 50% 的得房率，那么如果租赁面积为 1000 平方米的话，真正的使用面积仅能达到 500 平方米，这样开展业务就会受到很大的局限。这也是选择营业地点时需要了解清楚的一项重要信息。

（二）房屋属性

目前，按照我国的有关规定，医疗机构所租赁房屋的性质只能是商业用房或者是医疗用房。所以，开设屈光中心所选择的房屋的属性也是必须了解的一个重要事项。在承租前，一定要查看选址区域所属物业的国有土地许可证、房屋规划许可证或者房产证等，这些证上面都会体现房屋的用途，可以表明房屋的属性，以此判断是否可以用来开设屈光中心。通常，写字楼、酒店、科研用房、生产车间、学校、民用住宅等性质的用房是不能用来开办医疗机构的。

另外，房屋的产权属性也很重要，有些小产权、没有产权证等的违建用房等，是明显不能用于开设医疗机构的，军队产权的房屋也不能对外承租。所以一定要选择产权明晰、属性合乎规定的房屋来开设屈光中心，如果房屋的产权不明晰，一旦存在官司或抵押及被法院冻结等情况，那么日后的营业将面临无尽的麻烦。这些问题要在租赁前了解清楚，避免盲目签订租赁合同甚至盲目施工装修后，因产权和房屋属性问题无法通过相关部门审批而造成损失。还有一点要注意的是，如果看中的房屋曾经是医疗机构，也不要听信房东的这个房子开办医疗肯定没问题之类的话语。因为随着国家政策的不断调整，以前可以允许开办医疗机构的用房现在未必可以，这一点也要注意。

（三）租金

选定了位置以后，需要与产权方、物业等商谈租赁的费用。通常租赁费用包括场地（房屋）租金和物业费等，相关的价格需要和产权方、物业方商谈，约定清楚费用的计算方式。租赁年限以 5 年以上为宜，最佳时限是 8 年左右，当然也可以尽量协商一个更长的时限。因为屈光中心属于医疗用房，装修方面不同于一般的办公场所，需要装修比较复杂的医疗设备系统如层流手术室等，施工相对复杂，花费也会比较大。如果签订的租赁时限太短，一旦产权方或物业方出现了变故，就会进退两难。如果进行场地搬迁，也会造成较大的损失。

在与产权方和物业方协商租赁费用时，我们建议，尽量在前几年谈一个相对低的价格，把涨幅放在后面几年。这样可以减轻前期屈光中心的运营压力。另外，租赁个人产权房屋时，一定要把毁约和违约条款写清楚。我们建议适当提高违约赔偿金额，避免后期个人业主无理毁约或者随意涨价。

屈光中心作为一个医疗机构，从向相关部门提出申请到装修完成开始营业，通常至少要经历半年以上的筹划期，这就意味着这段时间是屈光中心没有营业还要支付租金和物业费的。所以如果能够与产权方和物业方商谈一个比较理想的免租期，对于减轻屈光中心前期运营的压力也是十分有好处的。另外，在签订租赁合同前，一定要明确所谈定的租金和物业费是否包含发票的价格。这笔长期的固定成本按照财务规定是必须要有发票入账的，如果忽视了发票的问题，尤其是个人产权的房屋，那么未来将面临一些问题，即需要自己每月多支付几个税点的费用到税务局补开发票，积少成多，这将成为一笔不小的开支。

2020 年年初的新冠肺炎疫情对各个医疗机构来说都是很严峻的考验，国家对一些国有产权的房屋等实行了减免租金的政策。从这一点来看，在承租房屋时，在房屋所属房东的选择上也应该适当进行考虑。这不仅因为在租赁价格方面可能会比较优惠，还因为在应对风险时也会更有保障。

（四）房屋的相关配置

屈光中心选址时，还要仔细考察选定位置的相关配置情况。主要包括如下内容。

1. 上下水系统

有一些写字楼虽然各方面条件看上去都很不错，但是可能当初的规划仅仅用于办公场所，没有办法再通上下水系统。而按照国家对医疗用房的要求，必须要在诊室、检查室等位置配备上下水系统。这种情况下，如果选择这种场所开设屈光中心，改造时就会非常麻烦。所以一般建议选择适宜贯通上下水系统的场所开设屈光中心。

2. 电梯和楼层承重

屈光中心需要装配大型的医疗设备，如果选定的开设场所没有合适的载货电梯，就需要通过扩门、贯穿墙体或破窗等方式将设备安置在室内。另外，对于比较老的楼房，还需要请设备工程师对设备所在楼层的楼板承重进行测算，如果担心超过楼板的承重，可以事先与物业部门沟通协商，对承重楼层进行相应的加固处理。

3. 层高

选址地点楼层的层高也很重要。按照相关规定，屈光中心的手术室必须安装层流设备，这种设备有最低的层高要求，如果选址地点的楼层层高达不到要求，那么将无法安装设备或者是影响层流的效果。

4. 电力

屈光中心的医疗设备较多，而且有些设备对电压、电流的稳定性有特殊的要求，所以对于供电能力的要求要高于一般的办公场所。一些较为陈旧的办公楼在电力的配套上是否能够满足要求，也需要事先进行详细的考察。如果屈光中心选址地点的供电能力达不到要求，则需要通过电力部门审批安装变压器等电力设备，同时相关电力设备的安装位置也要与其他单位协商，这样不仅会增加前期的投入成本，还会影响屈光中心建设的后续工期。所以在选定屈光中心开设位置时，要详细了解周围的电力供应情况，以免出现始料未及的麻烦。

以上这些问题，都要在开始施工和装修前认真进行实地考察，并与相关方面详细沟通询问。涉及与产权方、物业方等相关方面的权益问题时，要最终形成完整清晰的合同、协议等具有法律约束力的文件。在综合考察待选地点的各方面情况后，再进行权衡比较，最终选定一处最佳的屈光中心开设地点，然后再与相关各方协商、签订有关合同或协议，待这些都做好以后，才能够开展下一步的施工和装修工作。

第四章

眼科屈光中心的总体环境装饰理念

当前，随着国家对医疗卫生事业发展越来越重视，国家卫生和健康委员会也发布了多项针对医疗机构开设和经营的指示，旨在促进私立医院和诊所的健康快速发展。不过，在现有的行政管理和市场环境中，医疗卫生机构的开设和发展仍然存在着一定的局限性。专科性质的医疗机构将会在相当长的一段时间里，成为私立医疗的主力军。其中，以牙科、眼科、医学美容等专科诊疗以及一些特殊疾病为主的诊所发展的最快。当然，大型私立或合资医院也已经开始逐步地出现，并且在不断地探索和发展之中。

在传统认知中，医院尤其是公立大医院通常给人以拥挤、嘈杂等就医体验差的印象，而早期的私立诊所呈现的则是医疗水平低下、就医环境档次低的印象。因此，解决就医环境差的问题就成为高档诊所的一个重要理念，当然提高医疗技术水平和服务档次也非常重要。

解决就医环境差的问题，首先要注意的就是诊所的选址和装修。只有高档次和人性化的设计理念和装修才是就医环境的根本保障。本章拟就诊所尤其是眼科屈光中心或眼科诊所的设计及装修理念进行分析和探讨，希望能够给读者一个较清晰的认识。

一、问题的由来

国内的公立医院或医疗机构长期以来都是以功能（看病）为主，很少顾及患者的心理感受（就医体验）。医院所重视的是规模，即门诊人数、住院人数、手术量以及医疗收入等指标，患者到医院的目的也只是解决自己或家人的病痛，也不大考虑就医环境如何。即使他们认识到了就医环境的重要性，在当前的情况下，也无法改变现状。原因主要有两个方面：一是经费有限，二是人满为患。

正是因为公立医院的现状一时很难改变，同时患者越来越希望自己的就医体验更好，私立医院或诊所正是在这种情况下兴起的。当然，私立医院或诊所的兴起也还有其他几个方面的原因：有大量的社会资金闲置；有大量实际需要的病患；有国外以及港澳台地区私立医院或诊所成功的经验。

那么如何办好私立医院或诊所，创造一个舒适的就医环境，给予患者一个良好的就医体验呢？这就需要在诊所的设计理念上下功夫，好的设计和装修风格一定会在很大程度上实现这种良好的就医体验。

二、空间设计及装修的重要性

首先我们必须知道诊所在空间设计及装修上的重要性，才能更好地完成这项工作。

1. 温馨的就医环境

对于绝大部分人来说，就医是一个解除痛苦的经历，也是一个无法避免的事情。如果患者就医时处在一个拥挤和嘈杂的环境中，那么即使医院的医疗技术和水平很高，也不会给患者带来良好的就医体验。

因此，就医环境对于患者来说，是非常重要的。

2. 良好的硬件环境

医院或诊所的空间环境是就医者的第一印象。门诊部、住院部、药学部等高楼是大型公立医院的印象，这种印象通常会给人带来心理的紧张、压力和无助。私立诊所由于所面对的是特定就医人群，所以在硬件上就不能追求那种大高楼，而是需要营造一个给人以安静、温馨的小环境。小环境的硬件就是需要有较为高档的空间，辅助以高质量的装修设计。

3. 舒适的软件环境

软件环境就是要关注就医者的各种感受，这些感受包括交通的便利、易于寻找（标识清楚）、环境轻松甚至要有点艺术感。同时还需要考虑到尽量减少就医者的等待时间、就医者的舒适度，以及要为就医者提供基本的服务（如饮水、网络、存包等）。重视软件环境无疑将会明显提高患者的就医体验。

三、眼科屈光中心的总体装饰原则

眼科屈光中心具有私立诊所的所有特征，所以也应该按照上述的软硬件环境要求进行设计和装修。但是，眼科屈光中心所面对的人群多数属于年轻人和身体正常的人，其需求是解决自己的屈光不正，而非普通的眼科疾病。所以，以医院尤其是公立大医院为模板的设计与装修显然不适合此类就医者。明亮、舒适和开放的就医环境则是存在屈光不正的患者最需要的。因此，我们在设计和装修时需要遵循以下几点原则。

1. 科学性

医疗过程本身就是一个严肃的科学实践过程。问诊、检查、手术以及术后复查等无不体现着科学性，所以绝对不能违背科学规律和技术要求进行设计和装修。

2. 轻松的氛围

在规范的医疗背景下，通过设计使诊所尽量呈现出舒适、轻松的氛围。如可以在墙壁上做一些卡通画片，播放电视和音乐等，等待区配置沙发、茶几，还可以放置绿植、饮水机等，营造出家庭或休闲场所的氛围，最大限度地减少患者和家属的焦虑。

3. 开放性

眼科屈光中心可以尽量减少公立医院那样的诊室，一些与医疗相关的工作可以放在开放的环境中进行。例如，可以集体解答患者及家属的各种疑问，手术后可以与家人一起留置观察等。开放的环境会更好地减轻患者的焦虑，有助于患者术后的恢复。

4. 独特性

每个诊所根据其诊疗的内容不同，其设计和装修风格也应该有所不同。即使是开展相同业务的眼科屈光中心，在设计上也应该有各自的独特性，包括色彩搭配等。甚至医务人员的服装等都应该有自己的特色，最大限度地与普通的医院有所区别，使患者感到清新和舒适。

四、外部设计和内部设计的原则

在实际当中，可以将诊所等医疗机构的空间设计划分为外部设计和内部设计，这两者有不同的设计原则，并且还要注重材料及色彩的选择问题。

1. 外部设计

私立诊所等医疗机构的外部设计主要分为两类：一类是沿街的独立商铺形式，这种情况可以进行独立的外立面设计；另一类是隶属于商业、办公等大厦内的局部空间形式，这种情况只能进行单层小型的入口立面设计。

外部设计可以起到很直观的宣传作用，所以从这个角度来说，外部设计更能够体现诊所等医疗机构自身的特色和个性追求。在设计的形式和装修材质的选择上，要独特而醒目，容易引起人们的注意。

诊所的标志是外部设计的灵魂，其他的设计都必须围绕这个主线，并能够协调机构的其他设计元素，使这些元素在形式和比例上相互照应和统一。

对于独立商铺形式的医疗机构而言，还需要有配套的灯光设计，其目的在于醒目和起到一定的宣传效果。对于大厦内部以局部空间形式设立的医疗机构而言，则要以该楼层的局部空间为构思点，形成特色的商业橱窗，增强其可识别度。

需要注意的是，外部设计装修可能会涉及一些报备流程。

2. 内部设计

内部设计和装修对于私立诊所来说最为重要。如何利用好内部的空间，在满足所有的医疗需要的同时，还能够最大限度地体现出舒适、轻松和良好的就医环境，需要设计师下很大功夫。

总体来说，眼科屈光中心的内部空间按照不同的功能属性可以分为三类空间：公共区域、半私密诊疗区域和特殊医疗空间。这三类空间所容纳的人群和功能各有不同，所以在空间氛围的营造上，材料、灯光、色彩等使用上也要有所不同。

（1）公共空间

这类空间包括患者的接待、等候、休息等空间。这类空间一般是容纳患者及其家属，所以整体氛围的营造上要能够体现温馨、舒适和安全可靠。在此基础上还要能够体现一定的艺术性，同时通过对软装、灯光、材质的选择，增加空间的可识别性。在互联网交互式体验的影响下，空间的多元化越来越突出，适当增加其中高科技的互动设计也可以体现空间对个体的多角度关怀。

（2）诊疗区域

此类空间包括诊室、治疗室、检查室等。此类空间为半私密空间，只有检查者与被检查者在一起，相对公共空间而言，会让人感觉比较封闭。所以，在空间营造上要体现专业性。从空间设计上来说，首先要以功能为主，检查设备的摆放位置一定要科学。而在所呈现的氛围上，要能让患者及其家属感觉到专业性和信任感。

此类空间一般不会很大，但是在“五感”设计上也要细致入微。硬件设施和软装一定要考虑医疗空间的特殊环境、尺度要求和视觉感受。灯光的选择要符合检查和治疗的要求（例如眼科的暗室和半暗室）。如无特殊要求的话，灯光色温应在 4000 开左右，这样可以接近日照的中性光。装修材料要选择漫反射材料，要在视觉和触觉上都能让患者及其家属产生舒适放松的感觉。

（3）医疗空间

此类空间包括手术室、影像、放射等。医疗类空间应该严格按照设备的要求和行业规定（即三区两通道的平面布局）进行装修和设计，在此基础上适当照顾患者进入后的感受。一般此类场所尤其是手术室，会给患者及其家属带来比较紧张的感觉。

为了改变此类空间的氛围，可以通过改变色彩的方式进行一定的缓解，即适当增加一些暖色调来缓和人的紧张情绪，同时还可以通过过渡区域的装饰以及播放舒缓的音乐等来使气氛变得轻松舒适。

另外，一些眼科屈光中心还在手术室设置有透明的玻璃窗，便于外面家属观看，这种方式既有利于缓解家属和患者的压力，也可以更好地展示医生的技术，同时也有很好的宣传效果。

总之，眼科屈光中心的设计和装修与普通的医院与诊所有着明显的差异，正确地认识这种差异，对于日后工作的开展有着重要的意义。

第五章

屈光中心的设计规划和装修施工

独立的眼科屈光中心在装修和设计上，不仅与普通眼科医院本身的风格存在着很大的差异，而且即使与眼科医院的屈光科室相比也存在诸多不同的地方。相较而言，独立眼科屈光中心的设计、装修风格与高档眼镜店更为接近，即两者都以明亮、宽敞、清洁、整齐为设计、装修的主格调。但是，独立的眼科屈光中心本身又有许多特殊的功能和要求，所以也就决定了它在设计和装修风格上的独特性。

一、总体规划

在进入详细设计之前，对于独立的屈光中心应有一个中心的总体规划，包括前台、候诊区、手术室、诊室、检查室、治疗室、暗室以及办公区等不同功能区域的整体安排。在进行总体设计和规划时，需要使用者（医生、验光师等）与设计师一起协作，进行详细的讨论。使用者提出医疗用房的位置、大小以及合理的空间分配等方面的要求，设计师则首先要充分了解使用者的想法，并尽量实现使用者各种不同的功能要求。总体规划中还有考虑消毒、物资供应等方面的整体布局，包括专用通道、机房的位置、垃圾的存放区域、垃圾运输线路等。不仅要合理、美观，而且还必须严格按照医疗行政部门的要求进行规划设计。

（一）规模大小和装修风格

一般，我们需要从屈光中心的独特性入手来决定它的规模和风格。屈光中心首先是以近视矫正为主要业务的医疗机构，它的规模通常与它的功能（业务）划分相一致，按照功能（业务）来讲，则主要有以下几种形式：单纯的角膜屈光手术；角膜屈光手术 + 眼内屈光手术；屈光手术 + 角膜塑形镜 + 验光配镜；屈光手术 + 角膜塑形镜 + 验光配镜 + 青少年斜弱视门诊和手术。这几种不同的功能（业务）划分决定了屈光中心规模的大小。而规模的大小也决定了屈光中心建筑面积的大小，普通屈光中心的面积通常介于800~2000平方米。在一定的建筑面积内，使用者必须按照自己的使用目的提出基本的要求，设计师才能做出合理的设计。

对于屈光中心的装修，各功能区域的风格要统一，尤其是连锁经营的屈光中心，各个独立的屈光中心的装修风格更是要尽量达到一致，这样才能有更好的辨识度和影响力。屈光中心的装修风格以大气和简洁为主，色彩不宜过多，装修风格还要突出医疗功能，但是还要有别于普通的医疗用房。从整体而言，屈光中心的风格还应该围绕视觉和光学两个主题进行设计装修，所以光线和颜色的搭配要突出明亮的特点，切忌昏暗的色调。

在整体规划设计时还要考虑到未来的发展趋势和需求的改变，即要考虑到将来业务量的增长以及业务类型的调整等，合理地留出可以调整或扩充的余地。

另外，首先，我们建议在进行屈光中心的整体设计之前，最好是到一些经营良好的屈光中心进行实地参观和考察，这样可以对未来屈光中心的设计有一个初步的、整体的认知和想法。其次，我们建议最好是聘请有丰富医疗场所设计经验的设计机构或设计师来完成屈光中心的设计和装修，并尽量邀请一些有多地眼科手术经验的专家来听取他们的意见。这样可以集思广益，最终形成一个最优的设计方案。

（二）符合医疗特色要求

屈光中心的整体规划还要考虑自身的医疗功能区域，符合自身的医疗特色，下面对机房和手术室、医疗垃圾暂存处和水电设施等规划做一些简要说明。

1. 机房和手术室

为满足屈光中心的日常运行，必须要达到一定的准分子激光机和飞秒激光机的放置要求。手术室的面积、布局要在确定场地和设计图阶段就必须与设备厂家的工程师进行充分沟通，确定设备的摆放方向以确定电源插座、控制面板等的布局位置。根据设备的要求，确定是否需要恒温恒湿等洁净指标。手术室的层流要达到一定的洁净度要求，空调也要达到一定的温度和湿度的要求。另外，手术区的动线设计也要提前做好合理规划。既要满足工作的便捷度，也要符合感控要求。

2. 医疗垃圾暂存处

为了加强医疗卫生机构医疗废物规范化管理，防止疾病传播，确保医疗安全，防止医疗废物在暂时贮存、运送和处置过程中的环境污染，保障人体健康，国家出台了《医疗废物管理条例》《医疗废物集中处置技术规范》等法规，屈光中心医疗垃圾暂存处的规划设计必须符合这些法规以及《中华人民共和国传染病防治法》等法律的要求，遵循“设置统一、设施统一、标识统一、布局合理、切合实际”的原则，包括医疗垃圾的存放、处理和回收等环节都要在符合要求的位置进行合理的布局设计。要特别强调的是，医疗垃圾暂存处有一些硬性指标要求要注意提前规划，以免后期相关部门验收检查不合格，改造起来会有很多困难，也会产生很多成本。第一，一定要有独立的医疗垃圾运输通道；第二，要有上下水系统；第三，要配备专用的医疗废物转运箱，要绝对禁止随意堆放；第四，要为工作人员配备皮水鞋、皮围裙、皮手套和眼镜等；第五，要配备紫外线消毒灯；第六，要有转运登记本和定期清洁消毒登记本，按时做好登记。

3. 水电设施

首先一定要针对医疗设备的使用要求对电力的供应进行整体规划设计，尤其是重要的设备需配备不间断电源（UPS），以确保设备的正常稳定运行。眼科的设备比较多，在设计时就要考虑到所有设备的总荷载用电量，据此与所属的物业部门沟通，看是否能够满足所有设备累加日常使用的最大负荷，如果不能满足则一定要提早进行扩容。医疗机构的所有诊室和治疗室都必须要有通畅的上下水系统，此外所有的下水系统还必须要经过专业的污水处理装置才能够顺畅排放到市政下水井。所以对于医疗机构的污水处理装置也要提前沟通好路径和位置。还应注意医疗污水的排放需要符合国家《医疗机构水污染物排放标准》等规定的要求，这也是上下水系统设计时需要考虑的一个方面。因为环保部门对这方面的监管非常之严格，处罚力度也是十分之重，所以一定要引起重视。

二、医疗功能区域的设计和装修

屈光中心的医疗功能区域可以大致分为候诊区域、诊室、检查室和暗室、手术室、治疗室和患者休息区等，各个医疗功能区域在设计和装修上都有不同的要求。

（一）候诊区域

候诊区域是患者及其陪同人员主要的停留区域，该区域要明亮和宽敞，要有足够大的空间，通常建议规划出能够同时容纳 50 人左右的区域。诊察室和检查室甚至是手术室都可以设在该区域的周围。

如果该屈光中心附设有儿童验光配镜和角膜塑形镜的验配业务，那么这些业务区域最好与屈光手术的候诊区域完全分开。因为两种业务尽管有部分的交叉，但是儿童集中的区域相对会比较喧闹，而成年人的屈光手术则需要更加安静的环境。

有条件的话，候诊区域最好以茶几搭配多个小沙发的组合方式进行布置，这样会更加便于医生与患者及家属的交流和沟通。这种环境中的交流和讲解会让患者及家属感觉更加平等、亲切和自然，要胜于诊室内的讲解，后者可能会让对方感到有些压力或紧张。

候诊区域还可以考虑安装灯箱式视力表，以便于患者术前和术后的自我检查。候诊区域的墙壁可以设置一些科普宣传画，部分患者与医生的合影以及一些卡通画等。

另外，在等候区还可以设置茶水、饮料等，也可以设计一个小的书吧，放置一些通俗书籍、杂志和宣传材料等供患者及家属阅读。

（二）诊室

诊室是医生对病人进行初次问诊裂隙灯检查，以及与病人进行特殊交流的地方。诊室的设计和装修需要按照医疗机构对诊室的要求来实施，即应该配有必要的诊断工具和设备等，还必须有洗手池等相关设施。设计和装修风格上应兼顾实用和舒适。对设备和医生诊桌、诊椅的摆放位置要提前规划，为水电改造阶段提前布局插座的位置和弱电的插孔位置。

（三）检查室和暗室

屈光中心的常规检查项目一般统一在一个大的半暗室内进行，也可以根据明亮度的要求分成两个，即验光和常规检查为一间，特殊检查为一间。前者室内主要放置电脑验光仪、综合验光仪、眼压测量仪、干眼仪和裂隙灯等，后者室内主要放置角膜地形图、欧堡眼底检查仪、裂隙灯照相仪器和眼底激光机等。

如果是单间的检查室，则仪器设备的摆放应该以最常用到较少使用的顺序，由外向内分布。检查室尽量设计成长条形而不是正方形，如果设计成正方形则无法科学地摆放仪器设备，尤其多人同时进行检查时会出现混乱的状况。

检查室设备比较多，对开关插座的数量要求比较高，最好提前规划好，避免日后出现到处扯线杂乱无章的问题。

通常一个屈光中心至少需要 2 台综合验光仪，并要配备 2 套镜片箱，用于病人的复验。综合验光仪的布置要与墙面之间有合适的距离，以便于视力表的投影。有条件的话，可以单独设立验光室，验光室的灯光要求也要按照标准进行设计，达到设备的暗室要求。有条件的话最好在前期设计就对这种对光线明暗有要求的房间设计可调节光线强弱的开关。如果能把开关设计在验光师工作台的附近会更好，或者设计为遥控器操作，以便提高验光师的工作效率。

（四）手术室

手术室是屈光中心最重要的部分，所以手术功能区域的规划设计和装修要特别注意，主要包括手术室的空间大小、附属空间、手术间的数量和手术室的电源等。

1. 手术室的空间大小

一般屈光中心大型的飞秒激光机、准分子激光机、手术显微镜等都配置在手术室里面，所以，手术室的设计首先要按照设备厂家要求的空间大小进行规划，而且最好要大于它的规划要求，因为在手术室里面除了布置机器设备之外，通常还需要放置无影灯、2 个以上的操作台、一些手术的耗材和一次性用品（如手术衣、手术洞巾等）以及无菌用品（手术器械）等。所以，手术室的空间需要足够宽敞。除了便于安排设备以外，在进行手术时，人员（至少 3 人）不会显得拥挤。另外，即使只安装一台机器，也应该先安放在手术室一边。因为很有可能几年后需要安装另一台（种）设备，一些设备的移动是非常困难的，如蔡司公司的全飞秒机器。但是，手术室的空间也不宜过大，空间太大会使温度和湿度难以严格控制；如果有多套仪器，可以考虑设置 2 个或者 3 个手术间。

2. 手术室的附属空间

按照国家的有关规定，为了达到手术室的无菌环境要求，手术室必须在洁净区与非洁净区域之间设立合理的缓冲室或传递窗。同时手术室还需要有医生的刷手间、冲洗室、消毒供应间、打包室、无菌物品贮存间等。此外还要合理地规划设计医务人员进入区域（入口）、患者进入区域（入口）、换衣室等半无菌区域等。医务人员入口和患者入口必须分开，要分别进入各自的准备间。这些手术室附属区域要严格按照相关规定进行规划设计，还要兼顾各区域之间的相对位置和联系，最好做出合理的规划设计方案。

3. 手术间的数量

通常需要根据屈光中心的医疗功能设定来确定手术间的数量，即如果不同医疗功能手术的种类多，那么手术间的数量也应该随之增多。而如果屈光中心的医疗功能仅仅做角膜屈光手术的话，那么一个手术间就足够了。如屈光中心需要开展 ICL 手术、三焦点晶体植入手术等，那么就需要规划出相应的手术间。因为后者属于内眼手术，内眼手术室的消毒和洁净度要求更高，而如果需要开展斜视等外眼手术，则需要增加一个外眼手术室。需要注意的是，外眼手术间要尽量与前两种手术间分开，因为内、外眼手术的消毒和洁净度要求级别有很大的差别。另外，还要特别强调的是，私立的屈光中心绝对不要开展容易引起感染或有感染可能性的手术，以避免出现交叉感染。

4. 层流的要求

现代的眼科手术室设计都应该选择层流手术室的布局，这是因为层流手术室一方面可以提供适宜的温度、湿度，创造一个清洁舒适、无菌的手术空间环境；另一方面也可以很好地保护手术设备。

层流一般分为十万级、万级、千级、百级几个标准，数量级越小，则洁净度越高。一般而言，内眼手术环境洁净度要求达到百级水平，而屈光手术和外眼手术达到万级以上标准就可以。如果各方面条件允许，我们建议机构尽量设置不同层流级别的手术间，这样可以为未来的运营和业务拓展提供更多的空间。

需要特别提醒的是，尽管层流手术室会配备空调设备，但我们还是建议在装修时另外安装一个普通空调。因为飞秒激光设备，尤其是蔡司的 VisuMax 全飞秒激光系统，对环境温度特别敏感，一旦环境温度超出范围，设备就会自动停机，需要重新开机。飞秒激光设备的环境温度，一般要求保持在 18~24 摄氏度，在实际临床中应该尽量将温度保持在 20 摄氏度左右。夏天往往是屈光手术的高峰季节，室内的温度也会很高，再加上机器和人员的散热，室内温度很难控制到满意的温度，一旦手术的环境温度达不到要求，就会大大影响手术的开展。

准分子激光设备对环境湿度比较敏感，湿度过大可能会造成术中的欠矫；湿度过低，则容易造成术中的过矫。准分子激光设备的环境湿度范围要求是 30%~70%，临床推荐保持在 40%~50%。所以，准分子激光设备需配备除湿机或有除湿功能的空调。有条件的机构也可以在建设手术室的时候就配备恒温恒湿系统，安装相应的控温控湿设备，当然，这样造价也会相应高出很多。

需要注意的是，层流手术室的独立空调和净化设备室外机的摆放位置，也要符合安全要求。

5. 手术室的电源

前面已经提到飞秒激光设备和准分子激光设备对环境的温度和湿度都有比较严格的要求，所以在手术室装修时就要对设备的供电线路设计特别注意。最好是将手术室与其他区域的电路分开设计，以此避免因供电负荷过大而导致手术的“突然中断”。还需要注意的一点是，手术室的重要设备须配备不间断电源。

另外，电源插座尽量不要设计在地面。一方面，因为医生在手术操作时经常需要移动座椅，如果附近刚好有电源插座，则可能会导致座椅的不稳，影响手术操作；另一方面，地面电源插座会影响医用推车的运行，同时医用推车也可能碰到电源插座而导致断电。因此，如果设备需要在地面走线的话，那么一定要在布线完成后用固定板将线路固定好。

（五）治疗室

治疗室也是眼科屈光中心所必需的功能区域，其设计要求相对比较简单，一般治疗室内必须配有检查床、水池以及器械柜等设施，杀菌消毒设备如紫外线消毒灯等也是必备的配置。

（六）患者休息区

一些屈光中心为了使患者术后恢复得更快、更好，还会设立患者休息区。这个区域通常设立在相对安静的位置，且因为患者术后通常会有一段时间的流泪、畏光等不适感，所以要尽量避光。休息区可以根据实际情况设置 2 个或 2 个以上的房间，房间空间要适当宽敞，需要配备半躺椅，并且要留出一定的空间，以便于护士进行术后的点眼液。总之，患者休息区应该尽量营造相对舒适的环境，以利于患者的术后康复。

三、前台的设计和装修

屈光中心的前台设计也十分重要，关乎屈光中心的形象。前台设计装修所用色彩和字体的选择要尽量与屈光中心的网站和宣传材料相统一，尤其是连锁经营的屈光中心，更要相互之间保持统一。前台的设计尽量做到简洁大方，不需要有过多的修饰，最重要的是突出机构的名称和标志，其他设计元素不宜过于繁复。

标志的设计装修还要注意色彩、材料等的选择，要与整个前台色彩互相搭配协调，尽量与前台整体的风格相一致。

四、宣传展示区域

私营屈光中心应尽可能地利用一些室内墙面作为自身的宣传展示区域，一般可以通过宣传展示板、电视屏幕、宣传彩页等形式来对屈光中心进行宣传展示。通常这些宣传区域会设置在患者的等候区内，这样便于患者及其家属在等候期间随时了解到屈光中心的医师资源、手术设备和手术方式等相关的基本情况。

宣传展示板要注意整体的平面设计，展示板上的图片要有足够的清晰度，而且大小和颜色要相互统一；字体要美观协调，字号不宜太小，要选择标准方正的字体，便于观者阅读；内容尽量简洁，重点突出。宣传展示板的装修要注意材料的选择，适当选择展示效果好的材料。展示板周围还要有灯光辅助照明装置。

一些屈光中心安装有电视屏幕，播放短片、动画等来介绍屈光中心的基本情况、宣传眼科知识、展示手术过程、讲解手术原理和进行术前的宣教等。电视屏幕系统除了宣传展示以外，它的另一个功能就是可以对手术室的手术过程进行直播，便于患者家属直观地看到手术过程。

对于手术过程，也可以通过在手术室安装透明玻璃直接观看来达到手术直播的目的。手术室的透明玻璃既可以面向休息区，也可以单独面向一个房间。需要说明的是，虽然在手术室设置透明玻璃有利于患者家属了解手术过程，不失为一种比较好的宣传方式，但是，还是有相当多的医生不能接受这种“曝光”方式，所以在设置透明玻璃时要注意统一各方面的意见。也可以根据情况考虑设置电容玻璃，在需要的时候调整为透明状态，不需要的时候调整为磨砂状态。只不过这会相应地增加部分成本支出。

五、关于装修

整体的设计和规划做好以后，在装修方面还有几点需要注意。

关于屈光中心的位置，在装修前一定要请相关的专业人员去考察一下，以免在消防要求、城市建筑规划等方面存在不符合政策或规定的地方，如果存在相关的原则性问题，那么可以在装修前及时进行调整。在位置选定后，我们建议装修设计图定稿前也请相关专业人员帮助审核，没有问题后再施工。

屈光中心的施工和装修最好请有一定专业施工经验的施工方来进行，也需要提前考虑好哪些材料要自己采购，哪些材料要由装修公司采购，可以多方面进行考量来最终决定。在施工前，一定要与设计师、施工方以及可能涉及的物业工程部门等对施工事宜进行详细深入的沟通，包括每一个区域的水、电、网络、电话线等线路都说清楚，尤其是一些对电压要求比较严格的医疗设备。沟通得越详细，越有利于施工的顺利进行。如果有关方面对施工图纸有要求，那么一定要按规定进行图纸审核，以免装修时出现违规施工。

装修时，也要注意施工时间，要按照物业等部门的规定安排施工时间，垃圾运送等方面也要按照相关的要求进行——这几点需要提前与物业等部门进行沟通协调。在装修过程中还有几个环节的工作需要注意，如消防喷淋安装和验收、屈光中心顶棚的管线验收等，通常消防部门和物业相关部门要在封顶前对这些环节进行验收，一定要等有关部门验收合格后再进行后面的施工作业。

空调的改造也是非常重要的一个部分，一定要找专业的施工队伍。如果在有统一物业管理的场所开设医疗机构的话，物业的中央空调供应时间都是有规定的。但是由于医疗机构会经常需要加班工作，所以所在场所的空调统一供应时间肯定不能满足需要。那就需要屈光中心除了在手术室配置独立空调系统外，外部诊疗空间也要安装一定数量的独立空调和风口，而且安装要尽可能一步到位，否则后期再进行空调改造也是一项非常难以实施的工程。

最后，我们建议最好请一位有经验的监理随时在现场监督协调这些相关工作，同时也可以对工程质量进行有效的监督。

总之，私营屈光中心在设计装修上，要能够使来访者处处体会到温馨舒适的氛围，要适当“年轻化”，营造出新颖独特的环境，尽量避免装修成普通医院那种较为固定、传统的风格特色，当然也要与一般的私立综合眼科医院有所区别，从而最终打造出一个富有自身风格特色的屈光中心。

第六章 跨入门槛的过门石——行业准入申请

任何一个合法的营业机构，在开办之前必须要办理各种登记审批等手续，当然眼科屈光中心也不能例外。而且相对于其他普通行业而言，医疗机构的相关申请和审批还有其特殊性，开设一家屈光中心就需要办理很多项手续，而且这些手续有一定的先后顺序，只能按部就班，不可越过某些程序办理或缺省。

本章将介绍开设眼科屈光中心需要办理的手续，下面的内容仅就北京地区对开设医疗机构的相关规定，来简要介绍必需的申请审批手续及办理经验，希望对计划筹建眼科屈光中心的读者提供一些参考。

一、营业执照的申请

营业执照是登记机关依法颁发给各类经营主体进行经营活动的重要凭证，是一个合法营业主体必须拥有的证件。所以开设眼科屈光中心，首先必须要申请办理的就是营业执照。营业执照的注册办理需要到营业地点所在的区县级工商局进行登记申请。

前面我们已经介绍，开设眼科屈光中心首先要考察选定营业场所。一旦选定了营业场所的位置后，就需要尽快到所在地区的工商行政管理机关办理登记注册手续，申请营业执照。办理相关手续时，先要按规定核准屈光中心（公司制）的名称，在名称、股东、法人代表、投资额度、经营范围确定后，就可以提交申请，进行办理。参照一般企业的申请流程，具体步骤如下：

第一步：核准企业名称。确定公司的类型、名字、注册资本、股东及出资比例。之后，去工商局现场提交或在其官网线上提交核名申请。如果申请失败，则需要重新核名。通常该步骤需要1~3个工作日。

第二步：提交资料。核名通过后，要确认企业的地址信息、高管信息、经营范围，并在线提交预申请。预申请审查通过后，需按照预约的时间到工商局递交纸质申请材料。申请通过后会收到准予设立登记通知书。通常该步骤需要5~15个工作日。

第三步：领取执照。预约办理当天携带准予设立登记通知书、办理人身份证原件到工商局领取营业执照的正、副本。

对于办理营业执照需要准备的材料，有如下一些：

（1）公司法人代表签署的《公司设立登记申请书》；

（2）全体股东签署的公司章程；

（3）法人股东资格证明或者自然人股东身份证及其复印件；

（4）董事、监事和经理的任职文件及身份证复印件；

（5）制定代表或委托代理人证明；

（6）代理人身份证及其复印件；

（7）住所使用证明。

营业执照申请的过程和所需材料基本就是以上这些内容，相对没有太大的难度和复杂度，所以这个过程通常会比较快，而且根据最新的规定，注册成立公司可以先不注资，相较之前的营业执照办理流程已经简化了很多。如果申请人没有办理营业执照的经验，不清楚办理流程或者是异地办理，也可以寻找一家正规且有信誉的代理公司协助办理，申请人只需要按照代办公司的要求，把相关的信息核实后交给代办公司就可以了。

需要说明的是，对于开设医疗营业机构，尽管在申请审批流程上北京市管辖地区都大致遵循一个统一程序，并且这个程序在2019年进行了部分的简化，但是，每个区县在一些具体要求上仍然不尽相同。所以，在申请开设屈光中心之前，还是需要向当地的有关部门详细询问相关政策和要求。

二、对公银行开户

办理完成工商营业执照之后，接下来就可以到银行开设基本的医疗机构注册公司的对公账户了。在开设银行账户之前，首先需要由相关的财务人员到公司附近的各个银行进行一些基础考察，尽量选择靠近公司的银行进行开户，这样可以方便今后各项业务的办理。

因为各家银行对政策宽松度的把握和业务要求不尽相同，需由财务人员对所选银行的情况进行进一步考察和了解，要仔细询问银行对开户企业的相关政策和要求，这样有利于将来在办理业务时更好地适应该银行的政策和要求。

屈光中心办理对公账户开户需要的证件及材料，参照银行对新企业的要求，有如下一些：

（1）企业法人应出具法人营业执照的正本；非法人企业应出具企业执照的正本；单位开立账户时，应同时出具上述文件的原件及复印件一式两份。

（2）法人或单位负责人应凭本人身份证及复印件办理，授权他人办理时应同时出具法人或者单位负责人加盖公章的授权书，以及法人或单位负责人和经办人的身份证及复印件。开户行将留存授权书和身份证复印件，放入开户档案中保管。

（3）如果不是基本户开户，那么就需要出具基本结算账户《开户许可证》正本及复印件一份。

准备好相应的开户证件和材料以后，就可以正式办理企业银行账户开户了，相关手续如下：

（1）银行交验证件；

（2）客户如实填写《开立单位银行结算账户申请书》，并加盖公章；

（3）开户行应与存款人签订“人民币单位银行结算账户管理协议”，开户行与存款人各执一份；

（4）填写“关联企业登记表”。

完成以上步骤之后，开户银行会将材料报送中国人民银行进行批准核准。中国人民银行核准并核发《开户许可证》后，开户银行会将《开户许可证》正本及账户密码、《开户申请书》的客户留存联交与客户签收。

需要说明的一点是，财务人员需要熟悉开户银行相关业务的办理流程，并与业务经理、银行业务员建立比较顺畅的沟通，这将有利于公司银行业务的办理。

三、税务登记

屈光中心税务需要按规定到属地税务所办理。

（一）新办屈光中心的税务登记

1. 登记流程

屈光中心的税务登记，参照一般企业，流程如下：

（1）自领取工商营业执照（含临时工商营业执照）之日起 30 天内申报办理税务登记，税务机关核发税务登记证和副本（纳税人领取临时工商营业执照的，税务机关核发临时税务登记证及副本）；

（2）纳税人未办理工商营业执照但经有关部门批准设立的，应当自有关部门批准之日起 30 天内申报办理税务登记，税务机关核发税务登记证及副本；

（3）纳税人未办理工商营业执照也未经有关部门批准设立的，应当自有关部门批准之日起 30 天内申报办理税务登记，税务机关核发税务登记证及副本；

（4）有独立生产经营权、在财务上独立核算并定期向发包人或者出租人上交承包费或租金的承包承租人，应当自承包合同签订之日起 30 天内，向其承包承租业务地的税务机关申报办理税务登记，税务机关核发税务登记证及副本；

（5）从事生产、经营的纳税人外出经营，自其在同一县（市）实际经营或提供劳务之日起，在连续的 12 个月内累计超过 180 天的，应当自期满之日起的 30 天内，向生产、经营所在地的税务机关申报办理税务登记，税务机关核发临时税务登记及副本；

（6）境外企业在中国境内承包建筑、安装、装配、勘探工程和提供劳务的，应当自项目合同或协议签订之日起的 30 天内，向项目所在地的税务机关申报办理税务登记，税务机关核发临时税务登记及副本。

2. 所需材料

医疗机构的税务登记办理需要向税务机关如实提供一些证件、材料，具体如下：

（1）工商营业执照或其他核准执业的证件；

（2）有关合同、章程、协议书；

（3）组织机构统一代码证书；

（4）法定代表人或负责人或业主的居民身份证、护照或者其他合法证件；

（5）主管税务机关要求提供的其他有关证件和资料。

（二）增值税税控系统专用设备初始发行

增值税税控系统专用设备初始发行，是指税务机关依据纳税人的申请，在增值税税控系统中将税务登记信息、资格认定信息、税种税目认定信息、票种核定信息、增值税发票系统升级版离线开票时限和离线开票总金额等信息载入专用设备。增值税税控系统专用设备包括金税卡、IC 卡、读卡器、延伸板及相关软件等。

1. 设定依据和规定

增值税税控系统专用设备初始发行的设定，是有其坚实的法律和政策依据的，主要包括《中华人民共和国税收征收管理法》第二十三条，《国家税务总局关于修订〈增值税专用发票使用规定〉的通知》（国税发〔2006〕156 号）第三条，以及《国家税务总局关于全面推行增值税发票系统升级版有关问题的公告》（国家税务总局公告 2015 年第 19 号）等。

根据相关规定，一般纳税人应当通过增值税防伪税控系统（以下简称防伪税控系统）使用专用发票。使用，包括领购、开具、缴销、认证纸质专用发票及其相应的数据电文。

医疗机构作为一个纳税机构，其财务人员需要对这些法律法规有一定的了解，做到依法依规纳税。

2. 办理所需材料

根据规定，办理增值税税控系统专用设备初始发行所需材料，具体如下：

（1）金税盘（税控盘）、报税盘（根据领购的税控系统专用设备报送）；

（2）经办人身份证件原件 1 份（查验后退回）；

（3）《税务事项通知书》（发票票种核定通知）或《准予税务行政许可决定书》1 份（查验后退回）。

3. 发票领用

发票领用，是指纳税人在发票票种核定的范围（发票的种类、领用数量、开票限额）内向税务机关申请领用发票。

4. 相关法律和规定

与发票领用相关的法律法规主要有《中华人民共和国税收征收管理法》，其中第二十一条规定：

税务机关是发票的主管机关，负责发票印制、领购、开具、取得、保管、缴销的管理和监督。

单位、个人在购销商品、提供或者接受经营服务以及从事其他经营活动中，应当按照规定开具、使用、取得发票。

发票的管理办法由国务院规定。

第二十二条规定：

增值税专用发票由国务院税务主管部门指定的企业印制；其他发票，按照国务院税务主管部门的规定，分别由省、自治区、直辖市国家税务局、地方税务局指定企业印制。

未经前款规定的税务机关指定，不得印制发票。

《中华人民共和国发票管理办法》，其中第十五条规定：

需要领购发票的单位和个人，应当持税务登记证件、经办人身份证明、按照国务院税务主管部门规定式样制作的发票专用章的印模，向主管税务机关办理发票领购手续。主管税务机关根据领购单位和个人的经营范围和规模，确认领购发票的种类、数量以及领购方式，在5个工作日内发给发票领购簿。

单位和个人领购发票时，应当按照税务机关的规定报告发票的使用情况，税务机关应当按照规定进行查验。

5. 相关材料

一般情况下，发票领用只需要按照《中华人民共和国发票管理办法》第十五条规定提供有关材料（税务登记证件、经办人身份证明、按照国务院税务主管部门规定式样制作的发票专用章的印模）办理即可。如果需要领用增值税专用发票、机动车销售统一发票、增值税普通发票和增值税电子普通发票，则还需要提供金税盘（税控盘）、报税盘，通过网上领用可不携带相关设备；如果领用税控收款机发票，则还需要提供税控收款机用户卡。

医疗机构在领用发票时，参照这些规定办理即可。

6. 注意事项

按照相关规定，开具发票的单位和个人应当按照税务机关的规定存放和保管发票，不得擅自损毁。已经开具的发票存根联和发票领用簿，应当保存 5 年。一定要注意这一点，要依法依规进行屈光中心的税务、发票管理。

四、POS 机的安装

屈光中心的患者大多数是城市中的消费人群，他们普遍会选择移动支付方式来支付相关的费用，所以需要配置相应的收款设备，并熟悉其操作流程。

（一）POS 机的申请与安装

POS 机可以说是医疗机构必备的设备，其支付方式也是现代生活支付费用的重要手段之一。POS（Pointofsales）的中文意思是“销售点”，全称为销售点情报管理系统，是一种配有条码或 OCR 码技术终端阅读器，有现金或易货额度出纳功能。其主要任务是对商品与媒体交易提供数据服务和管理功能，并进行非现金结算。POS 机的安装在装修完成和开业前完成即可。

POS 机的申请安装流程：

POS 机一般分为银行 POS 机和第三方 POS 机，在此我们推荐银行 POS 机，下面我们以此为例来说明 POS 机的安装流程。银行 POS 机安装是银行的一个业务，所以各个银行都可以办理。

POS 机办理安装的一般步骤如下。

第一步：准备相关证件、材料。银行 POS 机一般是针对个体商户以及公司商户类发行，医疗机构作为一个公司性质的营业机构，属于公司商户，办理这项业务需要提供营业执照、税务登记证、组织机构代码证（若是新版三证合一 / 四证合一的营业执照，则只需提供新版“营业执照”）原件及复印件各 2 份，法人身份证原件和 2 份复印件（二代身份证正反面复印件），开户银行及账号，以及公章或合同章。银行还会要求提供一些收银场地的照片，也需要提前准备好。

第二步：携带所准备的证件、材料等到银行进行申请。需要在银行填写一份 POS 机安装申请表，然后等待银行审核商户信息的完整性、真实性和合法性。银行的审核过程可能需要一些时间，证件、材料合法合规的话，耐心等待即可。

第三步：银行对商户信息核实好后，会派相关人员上门安装 POS 机。安装完成后，办理银行 POS 机的过程就结束了。

（二）注意事项

需要说明的是，虽然各个银行都有办理 POS 机的业务，但手续费可能有所差异，因此在申请银行 POS 机时最好仔细比较几家银行的相关收费标准，选择手续费较低的银行进行办理。因为从长期来看，随着医疗机构业务量的不断提升，以后月营业额可能会提升到一个很高的水平，所以手续费的多少就会出现明显的差异。除了 POS 机的办理之外，其他便捷的非现金支付平台也必须开通，而且要办理好，以适应不同用户的不同支付方式。

五、网络申请

网络是私立医疗机构必不可少的设施之一，医疗机构对外宣传和相关业务的在线咨询、在线预约等离不开网络，患者的就诊和住院、休息等也离不开网络。

开通网络，需要到相应的宽带网络公司运营商进行办理。选择宽带运营商的需要咨询清楚他们的收费标准，详细了解其价格和服务。需要根据机构自身所需要的面积和适用的范围等来选择合适的运营商和宽带级别。需要注意的是，医疗机构所使用的是企业宽带，它的服务和价格与家用宽带不同，每年所产生的费用会有很大的差别。

另外，在开通网络之前，最好向所在场所的物业部门进行咨询，因为有些物业所允许接入的宽带网络运营商可能有限制，用户可能无法随意选择，这一点要在开通网络前向物业咨询清楚，如果有必要可以与他们进行协商。

六、电话申请

固定电话是每个眼科机构业务所必有的设备。固定电话的申请需要到相应的运营商营业厅进行办理，一般可以选择电信或联通营业厅进行办理。

固定电话主要用于机构的日常联络和业务咨询。所以，固定电话的号码要尽量选择一个方便记忆的号码，这样容易被客户记住。所开通的固定电话数量以及是否需要选择 400 付费电话，可以根据机构自身的业务情况而定。

七、HIS 的建立

成熟和有规模的医疗机构的内部需要配置一套 HIS，这就要由系统开发商来完成。

HIS 全称为医院管理信息系统（hospital information system），是一套用于医院和诊所管理的软件系统。这套管理系统有多种功能模块，可以通过 HIS 对医疗机构的接诊、分诊、检查、开单、收费、统计、进货、出库、客户等多项工作进行系统的管理，HIS 可以为机构提供一种现代化的诊所管理模式。

一个现代化的眼科屈光中心，需要单独开发一套适用于自身情况的 HIS，这样会使机构内部的各种工作通过电子化办公而高效地运行和联系起来。HIS 提供的这种管理模式，不但可以对机构进行有效的管理，而且还可以提高服务的精准度。

在这里，我们以北京嘉悦丽格眼科屈光中心的 HIS 为例，进行进一步的说明。该 HIS 系统至少有下列基础模块：

挂号、检查、手术、客户管理、复诊。

需要注意的是，每个医疗机构的运行实际情况并不完全一样，所以，软件系统开发商需要针对机构自身的情况进行针对性功能模块开发，即使是一个应用比较成熟的 HIS 也需要针对机构自身的特点和要求进行系统的调整，与各个部门业务内容进行对接，这种对接包括财务、设备、客户管理、统计数据等方面的对接。

所以需要选择、开发一个适合自身情况的 HIS，这样才会为机构的管理提供良好的系统支撑。另外，所选择的 HIS 开发商还要能够提供良好的维护和功能扩充能力，这样会方便以后根据业务拓展的需要或进行连锁经营，而进一步调整系统功能需求。

最后，需要提醒的是，尽管本章的内容对开设眼科医疗机构有一定的参考价值，但是在具体办理各项申请和审批之前，还需向当地有关部门进行详细咨询，以免出现不适应的情况或政策发生变化。

八、开工申请、消防、环评申报及医疗机构执业许可证申领（以北京市朝阳区为例）

1. 开工申请（消防审批验收与住建委已合并）

根据相关的规定，开工申请需要如下材料和文件：

（1）房产性质（商业或者综合）。

（2）公司的营业执照。

（3）办理工程的图纸审查，并取得合格的图纸审查文件。

（4）确认装修前要先到所属管辖部门（住房建设委员会）申办开工许可证（投资30万元人民币以内不需要）。在办理开工证之前要准备好施工图纸、装修合同、营业执照、施工承建方相关资质。

（5）拿到开工证到物业部门、城管部门、安监部门、街道办理相关开工手续。

（6）装修材料要拿到相关部门（一般为住建委质量监督管理部门）进行检测。

以上手续完成后才可以开始施工。施工过程中要随时接受住建委质量监督部门和城市管理部门以及消防部门的监督管理。

另外，消防施工包括：消防水喷淋系统、消防电系统、消火栓系统、防火门监控系统、防排烟系统和消防电源监控系统等。以上系统施工需根据原有大厦的实际情况确定。

装修完成后申请住建委质量验收并提供相关材料，验收合格后取得住建委的消防验收合格文件。

在正常营业后，需要对所有员工进行定期的消防法律法规培训，接受消防部门的日常监督检查。

2. 环评

在装修阶段就要开始着手准备环评。根据拟申办医疗机构规模不同，通常机构规模在 20 张床位以下的医疗机构采用备案制；20~99 张床位要提交报告表申请；100~500 张床位要提交报告书。

备案制管理的机构装修后即可开业。提交报告表和报告书的机构要在开业后 3 个月内申请现场验收。

需要注意的几个要点：排水证的办理，根据各地要求可能不同，具体根据当地规定看是否需要办理；排污许可证的办理，根据要求，有床位的医院必须办理；任何医疗机构的污水处理设备都要在装修阶段进行设计，并安装到位。以上证件的办理，主要是由生态环境保护局审批。

3. 医疗机构执业许可证申领

设备、人员到位，具备开业条件后，要进行医疗机构执业登记许可申请。在机构现场验收后，会进行公示，时间为 5 个自然日，无异议即为验收合格，可以等候领取医疗机构执业许可证。如果现场验收不合格，则要根据整改意见进行整改，整改后提交整改报告，上级单位视情况决定是否再次现场验收，合格后等候领取医疗机构执业许可证。

WMWEƎMWEMWEƎMWEMWEƎMWEM

第七章

开设机构的基础——设备选购

视觉功能是人体中最精细、最重要的功能之一，而眼科屈光中心的工作主要就是围绕人的眼部视光问题来改善人的视觉功能而开展的。屈光中心工作的这一特点也就决定了它必然是一个高新技术比较集中的机构。所以一个好的屈光中心不仅要有高水平的人才，也必须配备高端的医疗设备，二者的完美结合才能解决好复杂的视觉问题。要根据屈光中心自身的市场定位、发展方向、经费预算，以及所要开展的业务项目等在众多的设备中选择适合自己的设备。

当然，除了高端设备外，屈光中心也必须配备日常所需的各种普通医疗设备。所以从总体上说，眼科屈光中心的设备可以分为普通眼科设备、视光检查设备、手术设备、辅助设备等。由于这些设备都具有不同的功能，所以在选购时也有一定的要求。本章将依次对这些设备进行介绍。

一、普通眼科设备

普通眼科设备是任何一个屈光中心开展工作都必须具备的，也是最基础的设备。这些设备的选购要求并不高，资金投入也不会很多。这些设备主要包括视力表、裂隙灯显微镜、电脑验光仪、眼底照相机、角膜内皮显微镜等。

1. 视力表

视力表是眼科医疗机构最基本的设备，也是最小、最便宜的设备。视力表主要两种：远视力表和近视力表。

眼科屈光中心所使用的远视力表必须选择灯箱式视力表，而不能选择普通家庭使用的纸张式视力表。灯箱式视力表有相关的照明、距离、厚度以及灯光的闪烁值等国家标准，可以比较方便和准确地检查出视力。

远视力表又可以分为对数视力表和国际标准视力表两种，我国一般要求使用对数视力表。远视力表的检查距离又有 5 米和 2.5 米两种，屈光中心通常应选择 5 米检查距离的视力表，如果室内空间太小，也可以选择 2.5 米检查距离的视力表。

近视力表通常是应用于 40 岁以上的患者在做屈光手术或者配镜前的视力检查，以确定患者是否存在老视或老视的程度。

近视力表除了有对数视力表和国际标准视力表两种以外，还有一种眼科医生常使用的耶哥（Jaeger）视力表，它是将近视力分成 J1 到 J7 等 7 个等级，其中 J1 代表 1.0，J7 为最大视标。

2. 裂隙灯显微镜

裂隙灯显微镜是眼科机构必备的眼前节检查设备，一个屈光中心至少需要配备 3 台裂隙灯显微镜。所有患者的常规检查包括术前检查和术后检查，裂隙灯显微镜都是必不可少的检查设备。

裂隙灯显微镜的生产厂家很多，也有国产和进口之别，但无论是国产的还是进口的，基本都能够满足屈光中心的需要。不过，对于一些情况特殊的患者或者是为了防止医疗纠纷的产生，常需要对患者术前、术后以及不同时期的眼前节情况进行照相。所以如果条件允许的话，应该购买一台高档的裂隙灯显微镜，并配备同步照相系统。

3. 电脑验光仪

电脑验光仪用于快速的一般性验光，是初步了解患者屈光状态必不可少的检查设备。

目前，屈光中心多选择日本进口的电脑验光仪品牌，如拓普康（Topcon）、佳能（Canon）以及尼德克（Nidek）等，这些品牌相互间的差异并不大。电脑验光仪一般有单纯的球镜、柱镜和轴位、瞳距等数据的检测功能，稍好一些的还附带有检测角膜曲率值的功能。而角膜曲率值通常是进行屈光手术时曲率值输入的参考数据，因此，在选购该设备时最好选择带有检测角膜曲率值功能的电脑验光仪。但是，电脑验光仪对于球镜的检测结果有时不一定准确，屈光手术后，对柱镜及其轴位的检测也不一定准确。所以在检测这些数据时必须用显然验光进行进一步确认。

4. 眼底照相机

到眼科屈光中心就诊的患者多半是存在视力问题，而造成视力问题的原因除屈光不正外，也可能是眼底的原因。所以，眼底检查是视力不佳或者屈光手术前患者必须进行的项目。术前眼底检查主要是检查患者是否存在视网膜的裂孔、变性区、视网膜脱离等问题，如果存在这些问题，患者在术前就必须先进行激光治疗，情况严重者还必须请治疗眼底病的专家进行会诊处理。

普通的眼底照相机只能对中心视网膜进行照相检查，而要检查周边视网膜时则需要使用三面镜辅助检查。目前，屈光中心使用最广泛的眼底照相机型号是英国欧堡全景免散瞳超广角激光扫描检眼镜，它可以对眼底各个位置无死角地进行照相，对患者眼底疾病的筛查和诊断有独特的优势。

5. 角膜内皮显微镜

对于开展眼内晶状体植入术（ICL）业务的眼科屈光中心来说，角膜内皮显微镜是必备的术前检查设备。这个设备主要用于对患者的角膜内皮数量和形态进行定性检查，如果检查结果正常，则可以进行眼内手术，而如果出现异常情况，则在眼内手术术后有可能存在角膜内皮功能失代偿的情况。用角膜内皮显微镜对患者的角膜情况进行术前检查是很重要的

二、视光检查设备

视光检查设备也是眼科诊断所必须的设备，这类设备的功用是对患者进行准确的检查和光学验光，并以此验光结果作为屈光手术术前检查数据的关键来源或依据。视光检查设备主要包括综合验光仪、Pentacam 角膜地形图、Sirius 角膜地形图、眼科光学生物测量仪等。

1. 综合验光仪

综合验光仪最早是一种用于检查眼外肌功能的仪器，现在的眼科屈光中心主要将其用于显然验光检查。通过综合验光仪可以比较准确地得出被检者的球镜、柱镜和散光的轴位值，而且该仪器还可以对被检者的双眼屈光平衡等情况进行检测，使用综合验光仪验光相较以前的插片法验光得出的结果会更准确、更客观。另外，综合验光仪还可以用于视觉功能的检测，对视觉功能异常者如斜视、弱视等进行定量的检测。

一个眼科屈光中心应至少配备 2 台综合验光仪。综合验光仪有国产、日本产和美国产等多种品牌可供选购，可以根据屈光中心验光师的偏好进行选择。

2. Pentacam 角膜地形图

眼前节测量评估系统主要就是使用 Pentacam 角膜地形图，它是进行角膜屈光手术所必备的设备，主要用于术前检查角膜形态并筛查圆锥角膜。使用该设备同时还可以得出被检者的角膜曲率、散光值、角膜厚度等数据。

Pentacam 角膜地形图还可以用于术后观察角膜的情况，判断术后角膜光学治疗区的大小、居中性以及角膜厚度等情况。

3. Sirius 角膜地形图

Sirius 角膜地形图与 Pentacam 角膜地形图类似，也可以用于屈光手术前患者角膜数据的测量和圆锥角膜的筛查。所不同的是，Sirius 角膜地形图是将 Scheimpflug 相机和 Placido 盘二者结合起来，形成一个可以对角膜和眼前节进行高精度三维分析的系统。这样的设计，会使 Sirius 角膜地形图因受到 Placido 盘的干扰而造成后表面高度图的测量结果不准确，但是另一方面，对角膜前表面的检查结果，则会更加准确和可靠。

该设备还可与德国阿玛仕准分子激光机联机，在角膜地形图引导下，可以很好地用于针对不规则角膜患者而进行的准分子激光消融术。

4. 眼科光学生物测量仪

眼科光学生物测量仪主要用于非接触式测量人眼的眼轴长度、角膜曲率和前房深度，以及测量角膜直径（白到白，WTW）并对拟植入眼内的人工晶状体的数据进行换算。对于开展眼内人工晶状体植入手术业务的眼科屈光中心来说，生物测量仪是必不可少的检查设备，该设备目前主要选购德国蔡司公司生产的 IOL-Master Ⅱ。

三、手术设备

眼科屈光中心所开展的手术一般包括角膜屈光手术和眼内屈光手术。这两种手术所用到的设备差异很大，前者所用到的主要设备是激光机，后者所用到的主要设备是手术显微镜。

（一）准分子激光机

准分子激光机是任何开展有角膜屈光手术业务的屈光中心所必须配备的手术设备，可以说是最基础的设备之一。该设备的用途是在手术中通过准分子激光对屈光不正患者的角膜的基质层进行消融，从而达到矫正近视、远视或散光的目的。

目前，屈光中心所使用的准分子激光机都是进口品牌，主要有德国 Schwind 公司的阿玛仕（AMARIS）准分子激光机，德国蔡司（Zeiss）公司的 MEL-90 准分子激光机，德国鹰视准分子激光机和美国的 STAR S4-IR 准分子激光机。

1. 阿玛仕准分子激光机

这种设备是一种小光斑飞点扫描式的准分子激光机。这种激光机根据不同的激光发射频率，又可以分为 500 赫兹、750 赫兹和 1050 赫兹三种，频率值越大切削的速度就越快，手术时间也就越短。这种激光机的主要优势有：

可以进行 TransPRK 手术（即所谓的全激光手术），并且对于角膜不透明或者有角膜瘢痕的病人有良好的手术效果。

设备安装有 7 维眼球跟踪系统，因而其准确性很高。

与 Sirius 角膜地形图联机可以进行角膜像差的矫正手术，对于角膜不规则的特殊病例有重要意义。

2. MEL-90 准分子激光机

这种激光机是德国蔡司公司生产的一种准分子激光机，根据不同的激光发射频率又分为 250 赫兹和 500 赫兹两种，与阿玛仕准分子激光机一样，也是小光斑飞点扫描设计。使用该设备的优势在于手术时间较短，准确性也较高。另外，这种激光机还能够与蔡司公司的 VisuMax 飞秒激光机进行联机，从而可以在一张手术床上完成两种手术。

3. 德国鹰视准分子激光机

这种激光机最早是科医人公司与德国 WAVELIGHT 公司联合研制的准分子激光机，它与阿玛仕准分子激光机类似，但是其发射频率只有 500 赫兹。这种激光机的特点是有 Q 值引导功能，但是角膜地形图引导能力较弱。该设备也可以与鹰视的 FS 200 飞秒激光机联机，从而实现在一张手术床上完成两种手术。

4. STAR S4-IR 准分子激光机

这种激光机最早是美国 VISX 公司所生产的设备，后来经过多次转让，现在为诺华公司所有。这种设备是一种大小光斑混合切削的准分子激光机，其最大的优势在于比较节省角膜；还可以与波前像差仪（WaveScan 或 i-Design）联合，矫正患者全眼的高阶像差，从而提高手术的准确性和手术效果，显著提高视觉质量。

另外，这种激光机也能够与同公司的 IntraLase 150 飞秒激光机进行联机，从而可以在一张手术床上完成两种手术。

（二）飞秒激光机

飞秒激光机也是开展角膜屈光手术的必备设备，主要用于制作角膜瓣以及进行基质角膜透镜术。飞秒激光机也有多种机型可以选购，如蔡司公司的 VisuMax 飞秒激光机、Intralase 150 飞秒激光机、达芬奇飞秒激光机、鹰视 FS 200 飞秒激光机等。

1. VisuMax 飞秒激光机

这种设备是由德国蔡司公司所生产，是目前唯一能够进行飞秒制作角膜瓣和全飞秒基质透镜摘除术的设备。

该设备的特点是制作角膜瓣的操作比较简单，学习曲线短，并且能够准确控制角膜瓣的制作厚度。但是，这款飞秒激光机本身的价格比较高，而且所用耗材的价格也相对较高。

2. Intralase 150 飞秒激光机

Intralase 150 飞秒激光机是最早的飞秒激光机，起初由美国 Intralase 公司生产，后来被诺华公司收购。目前这款设备的扫描频率为 150 赫兹，它主要用于制作角膜瓣，也可以用于做深板层角膜移植。该设备在进行角膜瓣制作时，操作也比较简单，但是因为左眼和右眼的手术操作手法相反，所以学习操作初期会感到比较困难。而且其负压环和直径比较大，不适合睑裂小的患者。另一方面，这款设备本身的价格和相关耗材价格相对也比较便宜。

3. 达芬奇飞秒激光机

这款设备是由瑞士 Ziemer 公司生产的，也称 LDV 飞秒激光机。目前，该设备的扫描频率为 1000 赫兹，也只能用于制作角膜瓣。与其他品牌的设备不同的是，这款设备在制作角膜瓣时，是先做瓣边切再做瓣中央部的扫描，所以制作完成后分离比较容易，残留的气泡很少。但是该激光机不能够自由设置制作角膜瓣的厚度，而且负压吸引时容易形成假吸。另外，机器本身的价格和相关耗材价格也相对比较便宜。

4. 鹰视 FS 200 飞秒激光机

鹰视 FS 200 飞秒激光机是由德国 WAVELIGHT 公司所生产，目前已被美国的爱尔康公司收购。这款激光机的扫描频率为 200 赫兹，其主要功能也是制作角膜瓣，所具有的特点与 Intralse 150 机器相类似，但是操作较为容易。这款设备通常与鹰视准分子激光机联机使用。

（三）手术显微镜

对于通过眼内植入人工晶状体来矫正近视的手术来说，必须使用的手术设备就是手术显微镜。目前，眼科医疗机构通常使用的内眼手术显微镜都是可以选择的，包括德国蔡司、慕勒以及日本拓普康（Topcon）等。这种设备的采购主要是根据手术操作医生的习惯进行选择。

四、其他辅助设备

除了前面介绍的眼科医疗设备之外，还有一些设备虽然并非屈光中心所必备，但是也可以采购一些以备使用，这样可以免去在需要时求助其他大型医院。这些设备包括眼底激光机、干眼治疗仪、同视机和焦度机等。

（一）眼底激光机

无论是角膜屈光手术还是眼内屈光手术，眼底检查都是必检的项目，这项检查的目的是为了了解患者眼底的情况，如果眼底有裂孔或视网膜有变性区，则需要用眼底激光机及时进行处理。在对患者眼底进行激光处理时，多数屈光中心通常都是将患者转给眼科医院或综合医院的眼科来做，但如果一些屈光中心自身条件具备的话，就可以自己为患者进行眼底的激光治疗。所以屈光中心可以根据自身情况配备一台合适的眼底激光机。

眼底激光机有多种类型，单纯用于裂孔和视网膜变性处理的激光机主要是 532 激光机。

（二）干眼治疗仪

干眼现在已经成为眼科最常见的疾病之一，而屈光手术尤其是角膜屈光手术术后，干眼的发病率更高。干眼的轻症患者通常可以使用人工泪液点眼来缓解症状；但中度以上的干眼患者，就需要用干眼治疗仪来进行治疗，所以，屈光中心有条件时也可以配备这种专门的干眼治疗仪。

（三）同视机

同视机是一种检查斜视和立体视觉的仪器，多用于斜视的主观和客观斜视角的检查，以及三级视觉功能的检查，还可以用于弱视患者融合功能的视觉训练。开展小儿眼科或斜视门诊的屈光中心通常需要配备这种设备用于患者的检查和治疗。

（四）焦度计

焦度计是一种检测眼镜度数的设备，主要用于检测眼镜片的屈光度数（包括近视、远视和散光度数以及散光轴位）和镜片顶点的位置，也可以应用在部分准分子激光机（如 VISX）上来测试镜片的准确性。焦度计是眼科屈光中心必备的辅助设备之一。焦度计比较简单，国产和进口都可以选用。

在这里我们对眼科屈光中心所需要采购配备的主要设备进行了介绍。需要进一步说明的是，对于这些设备的采购，首先应该根据屈光中心业务范围的设定来对基本设备进行选择，然后再根据屈光中心未来业务的发展以及新技术的出现，逐渐增加或者更新更好的设备。当然，任何设备都是由人来操作的，所以在配备设备尤其是手术设备时，应该与手术医生进行沟通，以便采购到手术医生熟悉的仪器设备，这样有利于最大化地发挥设备的价值。

Ш m Ш E Ǝ m Ш E m Ш E Ǝ m Ш E m Ш E Ǝ m Ш E m

第八章 采购与合同签订

眼科屈光中心建立的另一项核心工作就是设备选购，尤其是主要设备的选购，例如准分子激光机、飞秒激光机等。每种设备都有几个不同的品牌可以选择，而每个品牌的设备都有自身的优势和劣势。如何选择适合屈光中心自身特点的设备，即如何选择最适合屈光中心自身未来业务发展的设备，以便发挥设备的最大优势，最大限度地利用好投资经费，避免浪费，是对决策者的重要考验。

另外，所选购设备的配套耗材以及业务所需的药品、器械等，这些也需要提前进行采购。这些物品一定要认真选择并及时采购或补充，否则将直接影响日常业务的有序开展。

本章将从屈光中心设备的选购以及相关耗材和药品的采购两方面分别进行论述。

一、设备的选购

（一）大型设备的选购

1. 大型设备的种类

（1）飞秒激光机

（2）准分子激光机

（3）手术显微镜

（4）角膜交联机

（5）三维角膜地形图

（6）眼底全景照相机

（7）裂隙灯照相机

2. 大型设备的选择原则

（1）选择主流设备

所谓选择主流设备是指选择国内外使用比较广泛的、市场占有率高的设备，这些设备一般是市场认可度比较高的，质量和服务等方面相对比较可靠。

眼科屈光手术设备最主要的是准分子激光机和飞秒激光机。准分子激光机国内使用较为广泛的主要有德国 Schwind 公司生产的阿玛仕（Amiris）、德国蔡司公司生产的 MEL 系列、美国 AMO 公司生产的 STAR S4-IR 等。不同品牌的准分子激光机，每一种又有不同的类型，例如阿玛仕的设备，有 500 赫兹、750 赫兹和 1050 赫兹三种不同类型，MEL 系列也有 MEL 80 和 MEL 90 的不同类型。而飞秒激光机则有德国蔡司公司生产的 VisuMax、德国科医人公司生产的 FS 200，以及瑞士 Zimer 公司生产的达芬奇、美国 AMO 生产的 Intralsae 150 等。

（2）选择更具市场生存能力的设备

医疗设备的开发和研制是一个非常复杂的过程，每种设备的生产厂家在理念以及公司运作的方式上并不相同，不同的厂家所开发的设备在功能的设置上并不是完全相同的。另外，不同的厂家在设备开发经费的投入和持续性上也不同。有的厂家生产的设备，在当时可能是一个比较好的设备，但是几年以后就可能成为落后的或者是濒临淘汰的设备。所以在选购设备时，一定要关注其功能设置的理念，尽量选购可持续发展能力较强的厂家生产的具有新设计理念的设备，以确保这些设备会有更好的市场生存能力。

（3）尽量选择新型号的设备

在大型医疗设备的市场上，各种品牌的竞争很激烈。竞争激烈的表现，就是品牌设备生产厂家不断将资金用于研发具有更高科技含量，质量更加出众的产品。在市场上的表现，则是性能越良好、功能越完备的设备，越容易被消费者所接受。另外，新设备通常都是对老型号设备的改进和升级，其准确性和术后效果会更好。所以，选择新型号设备其实也是在选择更具科技含量的设备，这本身就可以直接成为屈光中心的一种竞争优势。

（4）选择功能相对齐全的设备

在屈光中心的实际工作中，往往需要根据不同患者各自的情况而选择不同的手术方式。而手术方式的选择与设备功能也存在着非常大的关联性，甚至一些手术方式的选择最终是由相应的设备所具备的功能决定的。市场上各种品牌的大型设备，可以说都有自身的特点，各有自己突出的功能优势。例如，德国 Schwind 公司生产的阿玛仕准分子激光机可以进行 TransPRK 手术，而其他的准分子激光机则无此功能。尽管这个功能可以通过 EK 手术所取代，但是二者之间无论是患者的体验，还是手术最终的效果都存在着较大的差异。

另外，例如，一些患者会出现角膜不规则的情况，这既可能是患者本身的问题（如曾经有角膜炎、外伤等造成了角膜的瘢痕等），也可能是屈光手术本身切削或者分离不规范等造成的角膜不平整，这些都需要通过角膜地形图或者波前像差技术来矫正。目前市场上的准分子激光机中，只有阿玛仕准分子激光机可以进行角膜地形图的引导手术，美国 AMO 公司的 STAR S4-IR 准分子激光机则可以进行波前像差引导的手术，所以从功能上来看，如果要开展复杂的角膜屈光手术的话，这两种设备更值得采购。

在飞秒激光机方面，德国蔡司公司的 VisuMax 飞秒激光机可以进行全飞秒手术（飞秒激光基质内透镜取出术，也称 smile 手术），而其他公司的飞秒激光机只能进行半飞秒手术（飞秒激光辅助的 LASIK 手术，也称 FS-Lasik 手术）。所以对于高档的屈光中心来说，德国蔡司公司的 VisuMax 是飞秒激光机设备的更优选择。

以上针对重要设备的选择方法进行了说明，可以看出，虽然每种设备都有主要功能和次要功能，但还是应该尽量选择各方面功能比较齐备的设备。这样屈光中心在开展手术业务时，可以根据设备的功能多一些手术方式的选择。

（5）根据自己的市场定位选择设备

虽然眼科屈光中心的业务范围大体相同，但每家也都有自己的市场定位，在一线、二线城市和在中小城市也有很大的不同。

在省会及以上的一线或者二线城市，一家屈光中心尤其是私立的屈光中心，要想在眼科屈光手术市场中立足，就必须具有比较强的竞争力。这就需要对屈光中心有高端的定位，也就决定了要选择比较高端的医疗设备。同时，越是高端的设备，就越需要能够驾驭该设备的高端人才，否则所购置的高端设备就很难发挥其应有的最大作用，从而造成设备的浪费。

而如果在中小城市，屈光中心所面对的患者人群相对没有一线和二线城市患者人群那么高的消费能力，那么屈光中心的业务定位就要适合市场需求，以中低价格为主，不能一味追求高端。由此，选择普通或者二手的医疗设备以解决一些基本的屈光手术，也是一种不错的选择。

（6）根据所能筹集到的经费来选择设备

屈光中心的设备需要很大的经费投入，可能是除了场地租赁费用之外最大的投入了。而且一次性投入几千万的经费用于采购设备，不是每个投资方都那么容易下决心的。所以，也可以根据自己的资金情况，分期分批采购设备，早期可以投入一部分经费采购一些相对基础必要的设备，等到经营几年之后，有了较好的经济收入，再根据市场的情况和自己的经费能力，再次进行设备采购。

3. 重要设备选择的注意事项

（1）在选择设备的同时，也要同时选择合适的手术医生。因为，手术医生对设备的熟悉程度对将来能否开展好相应的工作有很大的影响。例如，曾经有一家眼科屈光中心购置了一套美国 AMO 公司的准分子激光机加飞秒激光设备，但是手术医生对这套设备的功能没有充分的认识和熟悉，而致使该套设备几年间从未使用，造成了很大的浪费。所以，选择合适的手术医生是在选择重要设备时应该注意的一个问题。

（2）要充分了解当地卫健委对屈光中心设备方面的要求。虽然各地对眼科屈光中心的要求没有很大的差异，但不同地方对不同级别的眼科机构所推出的基本设备要求是不一样的，眼科机构标准中要求的一定具备的设备是必须要采购的。

（3）理性投资，不要为某个非重要的指标而花费太多的金钱。有一些准分子激光机的功能与其他品牌的设备是一样的，可能只是对某个指标进行了升级，就成为一种新的型号，但价格会明显高于其他品牌。当经费有限时，就没有必要追求这种非重要的指标了。

另外，如果以前已经购置了准分子激光机，能够满足基本的业务需要，在经费不是特别充裕的情况下，是没有必要对设备进行更新换代的。就目前来看，市场上已经存在的准分子激光机基本功能并没有太大的差异，而一些升级的设备所具有的特殊功能，其使用的频率也并不高。

（4）不建议购买多台设备。一些屈光中心为了显示自己的实力，可能会选择购买多台飞秒激光机和准分子激光机。这样做，当然既有利于屈光中心的宣传，在实际业务中也可以做到多种手术同时开展。

但是我们一般不推荐这种做法。首先，至少在国内，还没有几家私立的眼屈光中心的手术量足够多，基本上都是使用一台设备就可以应对目前的手术量。其次，每台设备除了购买的费用外，每年还需要支付给厂家一定数额的维保费，多台设备也就意味着每年要付出多台设备的维保费；可能还会出现某台设备一年所带来的经济收益还不足以支付其维保费的情况。最后，多台设备就意味着需要多个手术室，就需要更强大的层流技术提供保障，由此每年产生的电费和相关支出也是一笔不菲的费用。另外，可能还会出现激光机设备长期不使用的情况，这样就可能造成激光机设备的过早老化。

如果一定要采购多台设备，也最好是逐渐购买，或者一边淘汰旧设备，一边添置新设备，尽量不要让设备过多闲置。

（二）普通设备的选购

1. 普通设备的种类

（1）综合验光仪；

（2）电脑验光仪；

（3）眼压计；

（4）裂隙灯显微镜；

（5）眼底镜；

（6）焦度计。

2. 普通设备选择时的注意事项

常用的普通眼科检查设备在屈光中心也是必不可少的。普通设备的选择要注意以下几点：

（1）与大型医疗设备的采购相似，要根据屈光中心的业务量和资金情况等，决定一次性购入多台设备还是分批次购入。比如，综合验光仪、电脑验光仪等，在前期可以购入一台，也可以根据情况购入两台。再如，裂隙灯显微镜是眼科屈光中心要配备的最基本的检查设备，可以根据医生和诊室的数量进行配备，如未来业务有发展，还可以进行添置。

（2）追求设备的功能而非一味地关注价格。普通设备主要用于患者术前和术后的检查，对于手术本身并没有太大的影响。所以，没有必要一定要追求最好的或最贵的，只要功能齐备，能够适用于实际业务即可。

（3）根据特定用途来选择设备。前面已经说过，每个眼科屈光中心对自身的定位并不完全一样，主营的业务范围也就不一样，所以一些基础设备的采购也要根据其工作的内容或性质来决定。一些短时间内不计划开展的医疗项目所需要的设备可以暂时不用采购。比如，一些眼科屈光中心的业务量会比较大，也有比较好的治疗眼底病的医生，那么就需要配备针对眼底视网膜病变治疗的眼底激光机；而一些业务量不大或者没有眼底病医生的屈光中心，则可以不配备该设备，如果遇到此类患者，则可以帮助他们联系到其他医院的眼科进行眼底激光治疗。

（4）与主要设备打包购买。前面提到的准分子激光机和飞秒激光机是眼科屈光中心最主要的设备。在采购这些设备时可以通过搭买与主设备配套的普通设备的方式，从而较好地节约采购经费。

（三）设备的采购、协商与合同订立

不管是大型设备还是普通设备，在采购前期，都要进行一些必要的市场调研和考察，调研和考察的途径包括网络查询基本信息、到厂家实地考察和询问总代理商等。还有一个重要的途径，即参加相关的展会了解眼科设备的发展状况。在大型眼科会议上会有各种相关设备的展销，通过设备的展销会，可以比较好地比较各家设备的性能和价格。

对设备情况有了比较全面的了解和认识，并形成初步采购方向以后，下一步就可以与设备生产厂家进行接洽，开始初步的谈判，并逐步确定采购设备的型号、配置，协商价格。需要注意的一点是，与厂家的谈判过程其实是一个双方博弈的过程，不要急于求成，慢慢与厂家协商，并在这个过程中建立与厂家的友好关系，这样即使最终没有达成交易，也可以多一个潜在的合作伙伴。其实，厂家或销售公司对一个眼科屈光中心而言，不仅仅是设备的销售方，在未来更有可能成为很好的合作者，与厂家或销售公司建立良好的关系，很可能得到他

们很多方面的帮助和技术支持。

如果协商谈判顺利，最终确定了需要采购的设备的数量、型号和价格后，就可以与厂家或销售公司签订采购合同了。签订采购合同时需要注意以下几点。

（1）一定要仔细阅读相关的条款，对一些有歧义、不合理的条款要和厂家或销售公司进一步协商，要使条款约定的内容明晰、清楚、合理，以免后续出现问题，解决起来比较麻烦。

（2）一定要在合同中与商家明确约定好采购设备的品牌、型号、单价和数量等重要信息。

（3）一些重要的事项要在合同中进行特别约定，如退/换货的办理方式、违约责任的承担、送货时间等，这些内容都要在合同中注明。

（4）属于可以再加工、再升级的设备产品，要约定清楚退/换货等问题，尽可能详细严密地约定好有关事项。

另外，需要注意的是，在最终签订完成合同之前，一定要求厂家或销售方提供相关的资质、材料等，包括营业执照、医疗器械经营许可证、医疗器械注册登记表、医疗器械备案证、销售单等。这些资质、材料非常重要，还要注意这些资质、材料是否在有效期内，有些证件要及时在有效期截止前联系厂家或销售方更新。也要注意看这些资质、材料与实际厂家是否对应，避免一些厂家或销售公司的不正规操作。另外，管理部门在对眼科屈光中心审核验收时，也会对设备及其相关资质、材料一一进行检查，所以一定要厂家或销售方提供正规的资质、材料文件，并且每一份文件的复印件都必须加盖相应厂家或销售方的公章。

二、耗材、药品的采购和合同的签订

（一）耗材和药品采购的原则和注意事项

耗材和药品的日常采购都是屈光中心正常经营不可或缺的内容。所谓日常采购就是定期采购每天都在使用的常规耗材和药品。这些消耗品可能需要在市场上进行选购，也可能不需要选购而直接购买。例如，屈光中心日常消耗的一些药品，有的药品可供选择的种类很多，像人工泪液、抗生素眼液等，它们的功效是基本一样的，这种情况下可以根据业内的普遍评价，结合屈光中心医生的使用习惯和价格等进行选购，也可以直接购买一个常规使用的品种。

需要注意的是，与医疗设备的采购相似，采购耗材和药品也要提前详细了解供货商的相关资质、信誉等情况，一定要审查供货商是否正规、合法，相关的证件、资质等是否齐全，以及其所销售的产品是否合格、合规。在了解、核实了相关情况以后，再与供货商进行价格的协商。

在实际采购过程中，屈光中心所采购耗材和药品的数量和采购价格是有一定关联性的，可以与供货商进行协商。一般而言，采购数量越大，供货商所能接受的价格就会越低。在与供货商进行协商的时候，需要一些较为灵活的方式。例如，对于新开业的眼科屈光中心，供货商一般不会给予相对低廉的价格，因为供货商对新客户的情况还不太了解，不清楚新客户业务规模的大小。遇到这种情况，一般可以采取两种方式与供货商进行协商：一种方式是将采购合同的有效期签订得短一些，给屈光中心的后续采购留下进一步价格谈判的余地；另一种方式是可以采取阶梯式谈判或者以用量与赠送绑定的形式来采购。

在与供货商进行协商时，比较容易被忽视的一点，就是最好对近效期的产品处置进行清晰的约定。有的时候，屈光中心一次性采购了大量耗材或药品，但是可能会出现还没用完就已经临近效期的情况，这时剩余耗材或药品的处理就成了一个问题。所以，为了防止这种情况的出现，最好能提前与供货商进行协定，可以争取得到供货商的帮助或回收。当然，最佳的解决方法是提前与供货商约定每次供货产品的效期限制。

另外，与供货商进行采购协商时，最好要明确所有采购的发票、税点，以及交货日期、付款的节点和付款周期等。

（二）签订采购合同的注意事项

屈光中心采购耗材与药品，在与供货商最终签订合同之前，有一些事项需要注意，下面进行一些简要说明。

（1）要注意合同的主体。合同主体是合同的关键部分，一定要在合同中约定清楚，并且最好是由供货商的公司法人亲自签订合同，这样可以省去很多的步骤；而如果是代理人代签合同的话，那就有必要了解代理人的代理权限、行为能力等方面的情况，相对比较麻烦。

（2）合同标的必须是明确的、合法的、可能的。要注意对方标的物所有权的归属时间、标的物风险转移时间，以及知识产权等方面的问题。

（3）价格和金额在合同上要用大写标明。

（4）合同中对于解除、中止、终止合同的约定，一定要约定清楚。需要注意在什么情况下供货方可以单方解除合同，以及双方在什么情况下可以中止或终止合同。

（5）关于违约责任的约定，也是合同中需要重点留意的内容。采购合同里的违约责任作为双方无法履行合同时的赔偿方案，最主要的就是违约责任必须清楚，可操作性要强。如合同一般会约定如果供货商没有在规定的时间里送达采购的货物时的赔偿标准，通常需要写清楚按照总货款的百分之多少或几倍进行赔付。另外，违约责任约定条款中一般不要只写“如果没有在合同规定的时间里送到采购货物，所有责任由供货方承担”，这样的约定虽然规定了供货方的违约责任，但是没有约定清楚具体可行的赔偿方案。如果此时供货方出现违约情况，那么往往还需要提供很多的证据证明自己的损失，所以这样的合同实际的操作性很差。当然，采购方也要认真履行合同的条款。

（6）合同中要约定发生争议时的解决方案，包括提起诉讼的法院，一般采购方会要求在自己公司所在地的法院提起诉讼，这个主要是看双方在合同中的地位。

（7）关于合同其他条款内容，如对于履行期限、地点和送货方式等内容的约定，一般不需要特别注意，只要合同中约定的事项没有重要遗漏，做到相对全面即可。

本章简要介绍了与屈光中心医疗设备、耗材和药品采购相关的各方面内容，对于一家正常运营的屈光中心而言，采购活动始终存在。采购的设备、耗材和药品等的品质和价格都是十分重要的，都直接影响着屈光中心日常业务的开展，也直接影响着医务人员和患者对屈光中心的评价和信赖。要想做好采购工作，需要逐渐地积累经验，有条件时还可以向运营状况良好的屈光中心或有经验的医师进行咨询。总之，在采购的各方面一定要做到认真仔细，以使采购工作顺利进行，保障屈光中心的日常运营。

ꟺ ᗰ ш E Ǝ ᗰ ш E ᗰ ш E Ǝ ᗰ ш E ᗰ ш E Ǝ ᗰ ш E ᗰ

第九章 核心竞争力——团队建设

任何一家医院或诊所，其核心竞争力或者赢得良好声誉的核心就是人才，也可以说是人才团队的建设——这对于私立医院来说尤为重要。有了一流的人才，再配合先进的仪器设备以及合理的市场运作，才能够建立一所一流的医院或诊所。当然，一家医疗机构的历史积淀也是不可忽视的因素，但是，太过于依赖历史的积淀而忽视人才团队的建设也导致了很多医院（主要是私立医院）的经营滑坡甚至倒闭。本章对私立眼科屈光中心的人才选拔和团队建设进行论述。

一、人才的选拔

（一）人才的标准

对于“人才”的标准有很多，而且每个领域甚至某一具体机构的每个部门都有其选拔人才的核心标准。在科技领域，科技人才注重的是其科研成果（即论文、基金和奖励）；在医疗领域，医疗人才注重的是对复杂疑难疾病的诊断和处理。

作为一家私立医疗机构，尤其是眼科屈光中心这样一个非常专业的诊所来说，上述选拔人才的标准并不是很适用。因为私立眼科屈光中心的核心工作是最大限度地解决患者的来源问题，一流的医疗技术固然是最重要的，但是对于病患的一流服务也是不可或缺的，而后者是公立医院与私立医院的最大区别。另一方面，国内顶尖的专家一般是不会到私立医院就职的，因为这些顶尖的人才是以科研和处理疑难问题为目的的，而私立医院涉及的是大量普通病例的诊断和治疗，私立专科医院或诊所更多地涉及某类疾病的普通诊断和治疗，如眼科屈光中心进行的屈光不正的矫正等。

（二）私立医院的人才标准

那么私立医院选拔人才的标准究竟是什么呢？这与私立医院的特殊性有关，由于私立医院需要面对大量普通而复杂的病例，所以私立医院的医疗人才必须满足以下几点要求。

（1）较强的独立工作能力。私立医院的医生通常数量有限，而且有很强的专业限制，所以不能像大型公立医院那样有三级会诊制度、有多个高年资的专家团队。因此，要胜任私立医院的工作，就要求医生尤其是负责技术的高年资医生，必须能够非常好地胜任大量的临床诊断和治疗工作，能够独立处理大量疑难问题。

（2）良好的沟通能力。沟通能力对于在私立医院工作尤其重要，患者或其家属对于诊断和治疗方案常常会有诸多的疑问，那么有效的沟通就能够挽留住多数犹豫的患者，而无效的沟通或者不沟通，则一定会遗失大量的患者。因为患者或家长通常不会带着疑虑去手术或治疗。以眼科屈光中心为例，绝大多数就诊者都具有比较高的文化水平，而目前的治疗方法又多种多样，如何根据自身的情况选择合适的医院或治疗方案是大多数患者所疑虑的，此时就需要医生或市场人员能够与患者进行良好的沟通。

（3）负责任的态度。私立医院或诊所，由于人员比较少，每个人可能需要应对多个环节的工作，一旦某个环节出现问题就可能会影响诊断和治疗的效果，甚至产生更严重的后果。所以，每个人都必须对相关的工作环节负责任，杜绝可能发生的差错。例如，术前检查或问诊也要认真仔细，这样才能避免不适合进行手术的患者进入手术环节；术中数据的检查也要认真负责，避免出现差错；对于术后病人的主诉或检查，不能够放过任何可疑点。

（4）团队意识。任何一个医疗中心都是一个或大或小的团队，成员之间的相互配合和协作非常重要，一旦做不好这一点，就可能会让患者失去信任感，或者是出现其他的医疗问题。因此，每一名成员都需要将团队意识时刻牢记在心里。

二、眼科屈光中心的人才组成和基本要求

眼科屈光中心是一种特殊意义的私立医疗机构，它涉及的专业范围非常局限，仅仅涉及与视觉相关的医学领域，具体就是以屈光不正的诊断和治疗为中心的医疗机构。所以屈光中心所需的人才就是以视光专业为基础的医务人员，包括医生、验光师和护士。除此之外，屈光中心还需要有专门的市场营销人员以及一些业务辅助人员。

（一）医生

眼科视光专业毕业的医生是眼科屈光中心的核心，而非视光专业的医生也必须具有多年视光领域的工作经历，且对该专业有强烈的热爱。因为眼科视光专业所专注的是人眼视觉的光学和生理学问题，而非一般影响视力的眼病。当然，视光专业的医生也需要有基本的眼科

临床经验，能够诊断和处理一般的眼病，至少要能够分辨或者鉴别诊断出该病患的视力问题是视光问题还是其他的眼病。

医生在眼科屈光中心的主要工作是进行屈光手术、验光配镜以及为患者进行视觉训练等。这几项工作对应的是不同的情况和对象，它们相互之间虽然是相对独立的，但又有一定的联系。

（二）验光师

与其他专科医院或眼科中心不同的是，眼科屈光中心是一个以矫正屈光不正为主业的医疗机构，而验光师是开展该业务最重要的人员。

验光师必须能够通过检查得到患者准确的验光结果，这是最基本也是最重要的。验光师还必须熟悉或者能够熟练操作主要的检查仪器以及手术设备（包括准分子激光机、飞秒激光机等），因为这些仪器设备是获得患者屈光信息、解决患者屈光问题最基本的检查或治疗仪器。

除了这些基本的工作外，一个好的验光师还应该了解一些常见的造成视力不佳的眼病或其他问题，在验光的过程中或者当患者验光结果不佳时，可以提出自己初步的诊断意见。高级验光师对于年龄偏大的患者（大于 40 岁）还应该根据患者的工作性质，给出正确的远和近视力的验光结果；而对于年轻患者（小于 25 岁）还需要根据患者的情况给出恰当的视力调节的范围，以便医生在对患者进行配镜处方或者手术设计时给出最佳的设计方案。

（三）护士

与其他的医学中心一样，眼科屈光中心也需要配备多名护士。屈光中心护士的主要工作是接待患者、完成基本的眼科检查、对手术室进行消毒和患者术前和术后的护理等。其中，接待患者是最基本的工作。与公立医院不同的是，私立眼科屈光中心的护士除了接诊之外，还需要负责全程的接待服务。

眼科的基本检查包括视力检查、眼压检查、电脑验光检测以及眼科屈光中心的地形图眼科照相机检查等。部分眼科屈光中心还设有一些特殊的检查，比如泪液分泌试验、睑板腺功能检查等。这些检查除了专业技师的把关外也需要护士的协助。

手术室的消毒和患者护理是护士的基本工作，而这些工作一般应安排资历较高、有责任心的护士来承担。此外，护士需要完成的手术室内的工作还包括：激光机开机和测试；检查机器设备，使其处于合适的温度和湿度；做好手术准备，主要是准备手术器械、耗材，清洁手术台，准备手术衣等；给患者更换衣服、鞋套；对患者的眼部进行消毒并标注要手术的眼别；为患者讲解手术过程的注意事项；调出并核对手术的数据；为患者进行术后处理，包括戴绷带镜、点术后药等。

（四）市场营销人员

任何一个私立医院和诊所都需要有专职的市场营销人员，这类人员要根据医院或诊所开展的医疗项目对有潜在需求的人员进行宣传，吸引他们前来就诊和治疗。

市场营销人员既可以是以市场营销为专业的人员，也可以是做过眼科医疗工作的专业人员。

（五）辅助人员

我们将管理、策划、保安、财务以及后勤保障人员都归为辅助人员，此类人员的主要职责就是及时和有效地保障整个屈光中心正常、有序的运营。

三、团队建设

人员的选择是眼科屈光中心营建中重要的环节，有了合适的核心人员之后还必须进行整个团队的建设，并使整个团队形成活力和凝聚力。团队的建设包括医务团队的建设和市场团队的建设，二者之间既相互独立，又相互依托。只有团队各成员的协同一致，才能使屈光中心获得快速而稳定的发展。

（一）医务团队的建设

对于一家医疗机构而言，患者的医疗效果是最重要的。但在医疗领域，医疗效果的不确定性或差异性也较其他领域明显偏大，所以组建好一个医疗团队，从而保障稳定、高质量的医疗效果就成为眼科屈光中心的重中之重。屈光中心医疗团队的组成尽管相对比较简单，但也是由多重人员组成的，每个人在其中都有自己不可或缺的工作。

1. 领导者

在屈光中心的医疗团队中，最重要的成员是首席医生，首席医生往往也是团队的领导者，处于核心地位。首席医生需要有丰富的医疗经验、很好的团队领导能力以及较好的行业形象和专业水平。所以，多数眼科屈光中心在筹备期间都会把重点放在寻找合适的学科带头人上，使其成为团队的领导者。只有找到了合适的团队领导者，组建好一支高水平的医疗团队，才能够保证屈光中心的医疗质量和效果。对于团队的领导者来说，需要达到以下几点要求：

（1）需要对屈光中心内部所有的医疗工作负责，制定出符合自己中心特色和行业规范的医疗流程；同时还要负责患者主要的诊疗工作，同时需要做好每一例屈光手术。

（2）需要定期对屈光中心的医疗工作进行总结，并对团队建设和业务发展提出改进意见，关注国内外屈光中心的长期发展方向，并能够作出相应的规划。

（3）需要与其他部门，主要是市场团队进行良好的沟通，及时反馈市场人员的问题，对市场的变化做出合理的反映和调整。

（4）注意选拔和培养年轻的医生，带领他们做好医疗工作，使其能够快速成长，以适应将来不断增长的业务量。

（5）注意追踪国内外最新的眼科技术，能够尽快消化新技术，并将其用于屈光中心的医疗实践中。

（6）积极参与到同行的学术研讨或相关会议中去，努力使屈光中心在学术界有一定的知名度和影响力，多渠道地扩大屈光中心和自己的品牌影响力。

当前许多眼科屈光中心都没有真正意义上的专业带头人，要么是由资历和学历较低的医生担任，要么是临时聘请公立医院在职的专家兼任。前者可能会导致屈光中心失去一些情况复杂的病例，或者可能在术前对有特殊问题的病例进行筛查时出现错误，导致术后出现问题；后者虽然能够避免上述问题，但是因为专家都是来去匆匆，所以无法给屈光中心带来真正的业务能力的提高，专家起到的作用仅仅是增加了部分手术的病例而已。再者，术后的并发症虽然极少，但是一些并发症的后果却很严重。多数并发症如果及时发现和得到解决就能够避免出现严重的视力问题，而外聘专家一般只进行手术，并不参与患者术后的康复，这样就有可能导致一些术后并发症得不到及时发现和处理，而造成患者术后出现视力问题的风险增高。

所以，要想建立一个高品质的眼科屈光中心，选择好自己的首席医生和带头人至关重要。即使是外聘专家，也最好能够有固定的时间在屈光中心坐班，使其真正成为一个负责任的专家和领导者。

2. 医生

在医疗团队中，医生是在首席医生（通常称主任或者院长）的领导下，具体负责就诊患者的术前和术后检查，解答患者的疑问，并指导护士和验光师的工作。

屈光中心的普通医生多半是从事眼科医疗时间不长的医生，经验还不够丰富，还需要有大量的时间来学习和实践。所以对于屈光中心的普通医生而言，任何一个病例的疑问都不可放过或者轻易决定手术方案，在遇到问题时一定要请示上级医生会诊，来作出最终决定。否则，一是可能放走一些情况复杂但是适合手术的病人，二是可能会给不适合手术的病人进行手术，三是可能由于忽略了一些术后早期的问题而导致出现术后不好处理的并发症。

医生尤其是年轻医生，尽管在团队中是一线的重要工作者，但仍需要特别注意以下几点。

（1）按照上级医生的指示行事，主要的工作要与中心的医疗方向保持一致。比如有的屈光中心以全飞秒手术为主，也有一些屈光中心以飞秒 LASIK 手术为主，或者是以眼内人工晶状体（ICL）手术为主，这时年轻医生就要在自己屈光中心的业务范围内多开展工作。

（2）需要学习更多的技巧，用更多的时间与患者进行沟通，对患者的每个数据和检查治疗环节都要进行详细了解，能够给予患者最佳的诊疗意见。

（3）根据患者的情况和要求，及时与上级医生沟通，确保患者最终能够达到满意的诊疗效果。

（4）必须熟悉和掌握各种检查设备的使用和数据的分析，必要时能够复核相关的检查结果。

（5）对特殊病例或情况，要能够指导验光师或护士对有疑问的检查结果进行复查，确保检查结果的可靠性。

（6）必须熟悉手术设备（如准分子激光机、飞秒激光机等）的各种操作和基本故障的排除。

（7）能够不断提升自己的业务实践能力，要跟随上级医生进行手术观摩或实操，学习手术技巧以及术中并发症的判断和处理。

3. 其他辅助人员

验光师和护士是医疗团队中负责配合医生工作的人员，他们需要为医生提供患者准确的检查结果和按时完成各种术前准备工作。在工作中，验光师或护士可以根据自己的判断，随时对检查数据、手术方案以及患者的情况提出自己的看法和建议，核实以前的检查结果，要做到不轻易放过任何一个疑点。

（二）市场团队的建设

任何一个眼科屈光中心在刚开始运营时，一般都会有患者不足的问题。所以如何做好市场宣传，把有治疗需求的患者吸引过来，就是市场团队的核心工作。任何一座城市，都不会只有一家能够进行屈光治疗或者手术的医院或屈光中心，一定还有其他的市场竞争对手存在。所以，即便只有你一家屈光中心购置了最先进的仪器设备，患者也会因为各种原因到其他城市去就诊和进行手术。所以，市场团队无论是在眼科屈光中心运营之初，还是运营成熟之后，都需要不断地宣传，为屈光中心吸引更多的患者前来就诊。

1. 市场团队的工作内容

建立一个屈光中心的市场团队，其核心仍然是人才。这种人才与其他的市场工作人员既有相同的一面，又有不同的一面。相同的一面是，作为市场工作人员，都需要知道或者熟悉市场营销的普遍规律；不同的一面则是屈光中心的市场团队人员要根据屈光中心自身的特点和市场定位，对市场营销策略进行合理的调整或改变。

市场团队的人员还必须保持与医疗团队尤其是主任或院长的及时沟通，要充分了解本中心的医疗特色和业务重点。必要时还要求与医生合作参加一些访谈类的节目解答一些疑问，这样才能够更有针对性地进行市场营销，以吸引更多的患者。

除了吸引患者来本中心就诊和手术治疗外，市场人员的另一个更重要的工作就是要为前来就诊的患者提供服务，引导他们能够顺利地按照中心的就医流程进行医疗咨询和检查。同时也要尽量解答一些患者或家属提出的问题。如果遇到复杂的医疗问题，本人无法解答时，一定要及时联系医生或者主任医生进行解答，以期最大限度地让患者满意。

市场团队人员还需要进行的一项工作就是要对已就诊的患者进行随访和跟踪，了解患者的术后康复情况，这样有助于及时发现患者术后出现的问题并反馈给医生进行进一步处理，也便于根据病人术后的情况提出合理的用药或康复建议，有利于为屈光中心赢得良好的口碑。

2. 市场团队建设的常见问题

建立合适的市场团队的意义是毋庸置疑的，现实中凡是市场营销做得好的屈光中心基本都能够获得良好的效益，而凡是市场营销做得不好的屈光中心则一定无法很好地运营。常见的问题主要有：

（1）有些屈光中心运营者忽视市场团队的重要性，而将全部注意力集中在医疗团队上，他们以为只需要有好的设备和优秀的医生就一定会有很好的就诊量，这实际上是一种错误的认识，做得比较成功的屈光中心一定有自己强大的市场营销团队。

（2）在市场团队建设上投入严重不足。一些屈光中心尽管也建立了自己的市场团队，但是没有固定的人员和管理制度，没有太多的宣传经费来支持团队开展工作。这样就无法保证市场营销、宣传工作的顺利开展，这不仅不利于吸引患者前来就诊，而且还可能使屈光中心吸引不到优秀的人才。

（3）忽视专业人才或特色人才在市场团队建设中的重要性。一些屈光中心的运营者会认为市场营销工作并不像医疗工作那样能够明确地看到实际的效果，所以会选择自己身边不了解市场营销的人去负责此类工作，很难取得满意的效果。

（4）市场营销方法、策略和理念等不能因地制宜、与时俱进。每个屈光中心都有自己的一些特点，并且不同的地域、不同的年龄阶段的人对于市场宣传方式的接受是不一样的，盲目照搬别人的成功经验或者自己以前的经验，不一定能够取得预想的效果。

总之，团队建设是眼科屈光中心运营的核心工作。医疗团队和市场团队之间需要不断地磨合，不断地增加两者契合度，以便更好地宣传自身，吸引越来越多的患者前来就诊，并使患者如愿地得到良好的就诊服务和手术治疗。

第十章 人力资源管理

团队建设是眼科屈光中心的核心工作，可以说是重中之重。虽然场地的选择和设备的采购也是很重要的工作，但这些只要有足够的资金支持，在较短的时间内，一般都可以做好。相较而言，团队的组建，尤其是合适的优秀人员的招募工作，则需要花费更多的心思和精力。

团队建设，是获取人力资源的过程，也是人力资源管理工作的第一步，它关系到屈光中心未来能否良好运转，所以团队建设的每一个环节都要严格把关，认真对待。从某个角度来讲，团队建设有两个重要环节，一个是核心人员的招聘，另一个是其他人员的招聘。核心人员的招聘工作要相对重要一些，需要屈光中心的筹建方直接参与其中，招聘和遴选优秀合格的人才，而其他人员的招聘则可由人力资源管理人员来开展工作。本章将对屈光中心的人员编制的确立、招聘管理、规章制度和福利制度等方面来进行介绍。

一、人员编制与整体组织架构的确立

人员编制就是指一个机构对于人员配置和数额的规定。它涉及整体组织架构、人员配备和相关的制度规定等。

在正式组建眼科屈光中心团队之前，首先需要对屈光中心的组织架构有一个整体的设计，规划出一个基本编制框架。组织框架的设计要结合屈光中心未来所要开展的工作而进行设定，需要全面考虑。当然，这就需要屈光中心的筹建者从自身现在和未来的发展战略，以及经营规模的角度出发，规划出一个合理的发展总量目标，总量目标要客观一些，要预计能够在一定的时期内得以实现。得出总量目标后，需要分析与实现总体目标相关的各种因素，并结合自身的现实情况，规划屈光中心的未来发展规模，并以此来设定组织架构和相关编制，例如，要确立基础的部门组成和人数等，最终汇总形成屈光中心的组织架构图，如下图所示。

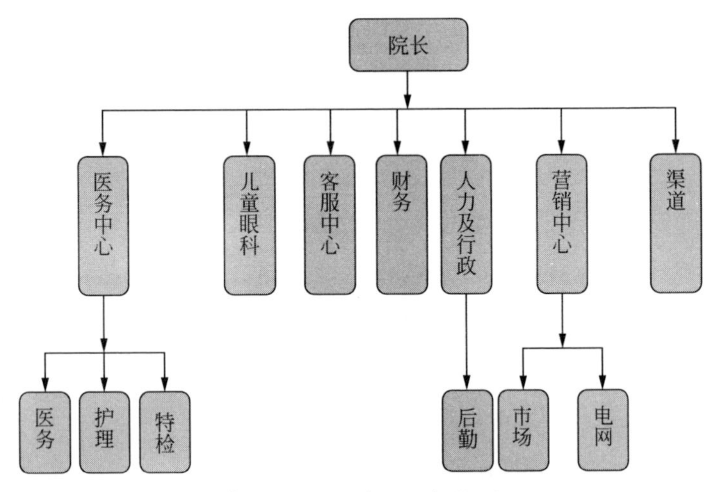

嘉悦丽格眼科组织架构图

需要进一步说明的一点是，屈光中心组织架构的建立与最终确定，人力资源管理者从始至终都要对相关文件进行严格的签字审批，并做好留档工作，以此为以后的人员配置和调整做制度保障，人力资源管理者还需监管屈光中心组织架构的建立、完善及未来的组建工作，由此来保证人员结构的稳定性和合理性。

二、定岗定员

在确定了整体的组织结构和人员编制后，就需要进行定岗定员，也就是要确定每个岗位所需要配备的合理的人员数量，这一步工作的核心是要保证屈光中心拥有先进合理的定员水平。所谓定员水平，就是根据屈光中心的业务方向和经营规模，在一定时期内和一定的技术、组织条件下，所应配备的各类人员的数量标准。所以，人员配备数量的多少很大程度上取决于筹建者屈光中心未来业务量（工作量）的多少，当然也可以根据经营时期的不同进行灵活调整。通常，屈光中心营业早期的工作量不会太大，所以一开始的人员配备也不一定需要满额。随着屈光中心的发展，业务量会逐渐增大，这时候可以再根据实际运营的需要及时增加人员数量。只有定员水平先进合理，才能既可以保证屈光中心业务开展的需要，又节约劳动力和人员成本。总之，屈光中心需要从自身的实际情况出发，坚持体现高效率、满负荷的原则，保证定员水平的先进合理。

关于定员水平，可以比对同行业相关数据，调整屈光中心定岗定员方案。

定员水平必须以保证经营目标为依据。屈光中心未来的经营目标决定了自身发展的规模，所以定员水平的确定就应该依据经营目标来进行配置，在保证屈光中心各部门正常运转的前提下，协调各部门所需人员的数量。

（一）定员应注意的事项

虽然充足的、数量庞大的人员配备可以为屈光中心的日常运营提供更加坚实的保障，但也会造成不必要的人力资源浪费和成本浪费。

所以，应该在保证屈光中心正常经营的前提下，强调定员的精简、高效、节约原则。为此，还应注意把握以下几个方面：

（1）工作内容核定要科学合理。要保证每个岗位工作内容具有实现的可能性。在分配工作内容时，需要根据本部门的实际情况进行科学预估，确定工作范围和总体工作量的大小，并以此决定人员配备，要避免人员过剩或为了多用人而有意加大工作安排的情况。

（2）提倡一人多岗。有一些工作内容相对简单的岗位，可以由一个人负责两种或两种以上。这样既可以节约人力资源，又可以培养员工的综合技能。在业务量比较大的时期，具有多岗位工作能力的员工，还可以分担工作量较大的岗位的负担。这对发掘员工劳动潜力，实现机构精简、高效，节约人力资源配置具有重要意义。

（3）合理分配时间。由于眼科屈光中心的业务所面对的客户群体主要是学生和年轻的上班族，因此，屈光中心节假日的工作量要明显多于平时。所以，合理安排员工的工作时间对于保障服务和节约人力资源尤其重要。

（4）工作应有明确的分工和职责划分。新岗位的设置必须和新的工作内容与岗位间的协作关系相适应，即在原有的岗位无法涵盖的工作内容出现的时候，才能设定新的人员岗位。

（二）岗位人员的比例关系要协调

岗位人员的比例关系包括一线岗位和二线岗位的比例关系，基本员工与管理人员的比例关系等。在保证业务量和业务目标的条件下，上述各种关系存在着数量上的最佳比例，按这一比例配备各类人员，能使机构获得最佳效益。

（三）要做到人尽其才、人事相宜

定员问题，不是单纯的数量问题，而且涉及人力资源的质量，以及不同员工的合理使用。因此，还要考虑人尽其才、人事相宜。一方面要认真分析、了解员工的基本状况，包括年龄、工作年限、体质、性别、文化和技术水平等；另一方面要进行工作岗位分析，即对每项工作的性质、内容、任务和环境条件等有一个清晰的认识，保证员工都可以被安排到合适的工作岗位上并有效发挥其才能。

（四）为员工工作协调好内、外部环境

定员工作的开展需要一个适宜的内部和外部环境。所谓内部环境，是指机构领导和员工对机构发展目标和总体规划的思想认识，以及机构内部的规章制度，如用人制度、考勤制度、福利制度、奖惩制度、人员异动制度等；外部环境则是指员工工作所要联系、接触的机构以外的各方面。让机构与员工在各方面都可以互相融合，互相推动，使企业的经营成果真正与员工的利益相联系。

（五）定员标准应适时修订

在一定时期内，机构的业务需要和组织条件具有相对的稳定性，所以，机构的定员也应有相应的稳定性。但是，随着业务量的变动、技术的发展、员工组织的完善、员工技术水平的提高、员工个人意愿的变化等，定员标准就需要作出相应的调整，以适应不断变化的情况。

此外，虽然岗位工作内容和定员一般都会比较协调，但也要建立相应的沟通及反馈机制，使员工有权选择及建议工作岗位和工作内容的渠道，也使机构及部门有选择更适合岗位要求的员工的途径。

三、招聘管理

屈光中心的组织机构设定完成和岗位定员以后，就要马上开展相关人员的招聘工作。

（一）招聘准备

招聘工作正式开始前，需要对招聘规模进行统计和规划，结合人员定岗定员要求确定相应的招聘人数及岗位基础工作内容和职责，并结合岗位特性设定出拟聘用的人员条件要求，如学历、工作经验、技术职称、个人特质等，汇总情况后就可以安排进行招聘工作。当然，在招聘准备工作阶段，还要全面统筹考虑招聘工作的进程和成本预算，保证机构更好地进行招聘工作。

（二）招聘流程

1. 拟定招聘规划

人力资源招聘的总体规划，要依据各部门就本部门实际情况提供的人员需求，再结合屈光中心实际情况进行综合考虑，做出招聘安排，最终的招聘规划方案要各部门协调一致后汇报领导层审批，各方面统一认识以后，才可以正式开展人力资源的招聘工作。

屈光中心除了正式营运前的大规模人力资源的招聘工作以外，还会有两种情况的招聘工作需要说明。

新增岗位及部门的招聘工作。此项招聘工作，在初期需要确定清楚新增岗位或部门建立的必要性，并且根据其工作内容及重要性确定部门及人员归属并核定编制，后期再详细设定部门及岗位人员的职责，并根据部门及新增岗位确定需求程度。人力资源部门要根据需求程度进行急聘、储备等后期招聘操作，保证新增部门及岗位在规定时间内尽快开展工作。

岗位替换的招聘工作。此项招聘工作在初期需要确定更换岗位人数和原有人员的离职情况，然后再开展招聘工作。此项招聘要注意尽量避免空岗或长时间一岗多人的情况，确定清楚岗位的工作内容及岗位职责变化，及时跟进岗位人员及部门变化，保证部门本岗位人员的基础工作不受影响。

2. 选择招聘方式

根据招聘人员来源的不同，可以分为外部招聘、内部招聘两种方式。

（1）外部招聘

外部招聘是通过招聘网站、朋友推荐等发布招聘公告的形式进行招聘，这种招聘方式具有如下优势。

① 有利于招聘到一流人才。外部招聘是面向社会的，人员来源广，选择的空间很大，所以比较容易招聘到较多的优秀人才，尤其是一些稀缺的复合型人才。

② 有利于宣传、树立屈光中心的形象。外部招聘是一种很有效的与社会交流的方式，屈光中心可以借此在其面向的应聘人才、行业圈和其他外界人士中宣传并树立一个良好的形象。

③ 有利于带来新思想和新方法。屈光中心首次组建核心团队，可以将不同背景的人才聚集在一起，这样必然带来新的思想和新的方法，这些人才聚合在一起会对屈光中心的发展起到良好的推动作用。对于新增岗位招聘和岗位替换招聘而言，更是如此。从外部招聘来的员工对屈光中心自身的文化有一种崭新的、大胆的视角，而较少有感情的

依恋。原有的内部员工可能已经产生了惯性思维模式，对于工作中有待改进之处缺乏敏锐度，并且对于变革、自我提高的意识和动力不足。屈光中心如果没有新的人才加入，可能会导致整体缺乏竞争的意识和氛围，而呈现出一潭死水的局面。而通过从外部招聘优秀的技术及管理人才，还可以在无形中给屈光中心原有员工施加压力、激发斗志，从而产生"鲇鱼效应"。特别是高层管理人员的引进，这一点尤为突出。

这种外部招聘的方式适合屈光中心大规模的一次性招聘。

（2）内部招聘

内部招募是指通过内部晋升、工作调换、工作轮换、人员重聘等方法，从屈光中心内部选拔出合适的人员补充到空缺或新增的岗位上。因选拔完全从屈光中心内部产生，相对有如下几点优势：

① 准确性高。从招聘的有效性和可信性来看，内部招聘是相对比较高的。由于可以较为容易地了解到内部应聘员工的情况，如该员工过去的业绩评价资料等，并且可以对内部应聘员工的性格、工作动机以及发展潜能等方面也有比较全面、准确的认识，一定程度上也提高了招聘的决策成功率。

② 适应较快。内部员工更了解屈光中心自身的运营模式，与从外部招聘的新员工相比，能更快地适应新的工作。

③ 激励性强。内部招聘能够给员工提供发展的机会，强化员工的工作动机，增强对本机构的责任感。尤其是各级管理层人员的招聘，会带动一批优秀人才的晋升，从而可以鼓舞员工的士气。同时，通过这种相互之间的良性互动和影响，可以在机构中形成积极进取、追求成功的氛围。

④ 成本较低。内部招聘可以节约员工成本，减少了单位因岗位空缺而造成的间接损失。此外，员工已基本融入了本组织的文化，对机构的忠诚度较高、离职率低。

这种内部招聘方式更适合于新增岗位和中层管理岗位等种类的招聘。

（3）实施内部与外部招聘的原则

在选择招聘方式的时候，还要注意一些原则，根据这些原则来决定选取哪一种招聘方式更加适合。具体如下：

① 高级管理人才选拔应遵循内部招聘优先原则。高级管理人才对屈光中心而言，一方面是依靠自身的专业技能、素质和经验，为机构服务；另一方面也是对机构文化和价值观念的认同，愿意为屈光中心贡献自己的能力和知识。相较而言，外部招聘人员是无法在短期内做到的。

② 外部环境变化时，屈光中心必须采取内外结合的人才选拔方式。当行业的经济技术基础、竞争态势和整体行业规则发生根本性的变化时，管理者原有的特长、经验将成为学习新事物、新知识的一种障碍。这种情况下，可采用外部吸纳人才和寻求新资源的方式。不仅因为屈光中心内部缺乏所需的专业人才，还因为时间也不允许坐等内部人才的发展成熟，因此必须采取内部招聘与外部招聘相结合、内部培养与外部专业服务相结合的方式进行人才招聘。

3. 面试管理

当选择好合适的招聘形式以后，就可以开展人员招聘的面试工作了。面试是机构招聘必不可少的流程。面试就是要考查应聘者的实际能力与工作潜力。在面试过程中，面试官要与应聘者进行直接交谈，根据应聘者对所提问题的回答情况，考查其相关专业知识的掌握程度，以及其判断、分析问题的能力。最后，面试官要根据应聘者在面试过程中的行为表现、外貌气质及现场的应变能力等，判断应聘者是否符合应聘岗位的标准和要求。

总之，通过面试可以与应聘人员直接接触，可以全面了解应聘者的社会背景和知识背景，以及语言表达能力、反应能力、个人修养、逻辑思维能力等方面的综合状况。另一方面，应聘者也在与面试官的交谈中了解机构的整体情况，以及自己是否适合本机构，因此，面试在人员招聘选择环节中占有非常重要的地位。

组织面试具体还包括选定面试形式、设定面试目标和规划面试流程等。

（1）选定面试形式

由于机构对于人才全方位快速掌握的需要，面试过程已经超越了最初面对面交谈的简单含义，而被赋予了更多的内容。就形式而言，多以面谈问答为主，并以引入答辩式、演讲式、讨论式、案例分析、模拟操作等精心设计的、多样化的形式为辅。人力资源招聘需结合屈光中心的实际情况及岗位要求，灵活选取面试方式，精心设计面试内容。与应聘者面对面交谈，客观而全面地了解应聘者的业务知识水平、外貌风度、工作经验、求职动机、表达能力、反应能力、个人修养、逻辑性思维等情况。

面试过程中，要注重融合情景模拟的面试形式，使面试与日常观察区别开，对于情景模拟所提出的问题，关注应聘者的回答。结合对应聘者的观察和简历材料等，判定其表述内容的真实性及合理性，采用这种形式可以比其他面试形式更能全面了解应聘者的真实情况。部分技术岗位可设定技术实操或设定技术性问题，应聘者可以通过实际操作或答辩等方式解决模拟的问题。还可以结合机构岗位及行业内部岗位差异，进行特定要求的情景模拟演练及问题测评，促使面试过程由一般素质测评发展到模拟岗位情况，这样也可以涵盖部分的情景模拟内容。

（2）设定面试目标

正式面试前，作为面试官，应当向应聘者对将要面试目标做出简要说明，这有利于应聘者了解面试的目的和程序，以使应聘者更有针对性地参加面试。面试官应该用简单明了的语言对机构进行简单的介绍，让应聘者了解该屈光中心的发展状况、应聘岗位的基本情况和相应的基础待遇等。面试过程中，可以询问应聘者基本的专业知识、岗位技能和非智力素质，并根据应聘者的表现决定是否进行复试及终试安排。

（3）规划面试流程

组织面试是一种操作难度较大的活动，这个过程中可能出现各种意料之外的状况。为了使面试活动能够正常有序地进行，在实施过中应制订好面试流程，并严格按照流程进行操作，也要适当对可能出现的问题未雨绸缪。组织面试的基本流程如下：

① 面试前的准备阶段。本阶段的主要工作包括确定面试的目的、设计面试的问题、确定面试的时间和地点等。负责人力资源招聘的人员要事先确定需要面试的事项和范围，并且在面试前要详细审阅应聘者的资料，要关注应聘者的个性、社会背景及对工作的态度等，可以事先对其有无发展潜力做出一定的预判。

② 面试开始阶段。面试开始时应从常规的问题开始发问，如询问工作经历、教育经历等，然后再逐渐过渡到其他问题，这样可以消除

应聘者一开始的紧张情绪。在面试过程中，注意营造使应聘者感到融洽的氛围，这样有利于应聘者发挥出自己应有的水平，也有利于观察应聘者的表现，以求全面客观地了解应聘者。

③ 面试深入阶段。在面试进入正式问答和交谈时，就可以采用一些灵活的提问方式和多样化的交谈形式进行信息交流，并在这个过程中进一步观察和了解应聘者。除了了解应聘者的实际能力之外，还应该察言观色，关注应聘者的行为与反应等。面试官要对所提的问题，以及问题间的变换、问话时机多加注意，把握好问题引导的方向。面试官所提出的问题可根据简历或应聘申请表中介绍的情况进行设定，一般遵循先易后难、逐一提出的原则。

④ 结束面试阶段。在面试结束之前，在确定问完了所有设定的问题之后，面试考官可以询问应聘者是否有问题要问，对面试问题的回答是否有要加以补充或修正的地方等。要注意的是，不管是否录用应聘者，均应在友好的气氛中结束面试。

⑤ 面试评价阶段。面试结束后，应根据面试记录表对应聘人员是否符合机构和岗位要求进行评估。可以对应聘者的不同侧面进行深入的评价，评价结果要能反映出每个应聘者的特征，方便人力资源管理者对该岗位所有面试者进行进一步筛选。

另外，在面试过程中，如果出现非常健谈的应聘者，可以运用合适的话语，适时打断他的谈话，以确保面试的正常进行，掌握好面试的速度。当然，还是要强调，在面试过程中要尽力营造一种融洽的会谈气氛，使应聘者能够正常发挥自己的实际水平。

4. 录用

在对应聘人员作出最终录用决策前，应适当考虑如下几点问题。

（1）尽量全面衡量应聘人员的能力和素质。被录用人员必然是能够满足屈光中心的业务需要，符合招聘岗位要求的人才。因此，必须根据屈光中心和岗位的实际需要，对各方面的能力素质给予不同的权重，然后综合考量，录用最优的应聘者。

（2）在确定录用人选时，必须坚持少而精的原则。如果参与决策的人太多，会增加制定录用决策的难度，可能会因对录用人员的不同选择而争论不休，而耗费过多的时间和精力。

（3）部门经理及院长要进行人员决策。人力资源管理者要确保录用决策按照部门提出复试意见、院长最终提出决策意见的顺序进行。

（4）对应聘者也不能求全责备。任何人都不是十全十美的，在录用决策时不要吹毛求疵。人力资源管理者必须抓住面试招聘中要关注的主要问题以及主要方面，分辨哪些能力对于完成相关的岗位工作是不可缺少的，而哪些能力是可有可无的，这样才能录用到合适的人选。

四、规章制度管理

规章制度是机构依据国家劳动法律、法规的规定，结合机构的实际情况，在本机构实施的，为协调劳动关系，并使本机构稳定运行，合理组织劳动，进行劳动管理而制定的办法或规定。制定和实施各项规章制度，并严格履行与员工签订的劳动合同，一方面可以使员工的权利和义务明确化、具体化；另一方面也可以使机构的管理行为规范化。

此外，在机构中，员工之间的工作绩效是相互紧密联系的，所以员工之间的权利和义务也就会相互关联，因而员工之间就极有可能会发生矛盾与冲突。制定各项规章制度，就可以有效地协调不同员工在行使各自的权利、履行各自义务的过程中所产生的矛盾，有利于在一个机构内形成全体员工都以规章制度维护各自权利，履行各自义务的作风。

（一）规章制度的特点

机构的规章制度有自身的一些特点。

（1）规章制度的制定主体和适用范围的特定性。机构的规章制度必须以本机构为制定主体，以机构内公开、正式的行政文件为表现形式，只在本机构范围内适用。

（2）规章制度是机构和员工共同的行为规范。机构的规章制度是规范劳动过程中的机构与员工、员工与员工之间关系的文件。机构规章制度所调整的行为是作为工作内容的组成部分的用工行为和工作行为，既约束全体员工，又约束机构行政各职能部门等机构的各组成部分。

（3）规章制度要将机构经营权与员工民主管理权相结合。机构规章制度的制定和实施是企业以规范化、制度化的方法去协调劳动关系，对工作过程进行组织和管理的行为，是机构以经营权为基础决定的行使用工权利的形式和手段。制定机构的各项规章制度还必须保证员工的参与性，机构员工或员工代表有权参与相关制度的制定，也有权对制度的实施进行监督。

（二）规章制度制定的要求

规章制度要经过民主程序制定，内容不得违反现有的法律法规和政策规定，还要向员工进行公示。规章制度要具备上述的三个要件，可以作为机构进行内部管理的依据，也可以作为解决劳动争议的依据。制定规章制度必须遵循以下几点要求。

（1）制定主体应为机构的人力行政部门。规章制度只能由机构的人力行政部门制定，这样才能保证所制定的规章制度在本机构范围内具有统一性和权威性。机构内部其他部门可参与规章制度的制定，但无权用机构的名义制定或更改任何的规章制度。

（2）内容合法。机构规章制度的内容不得违反法律法规的有关规定。需要特别指出的一点是，在机构的规章制度中，有些内容与劳动合同之间有相互重叠的部分，应使之保持协调而不能相互冲突。规章制度与劳动合同在内容上虽然有交叉，但各有侧重。前者侧重于规定劳动行为规则和用工行为规则；后者则侧重于规定本机构范围内的最低劳动标准。机构人力资源部门应在管理中优先履行劳动合同所约定的义务，而制定和实施规章制度时要保证其内容符合劳动合同的规定，即机构规章制度所规定的劳动者利益不得低于劳动合同所规定的标准。

（3）员工参与。机构规章制度的制定虽然是企业生产经营管理权的表现，是单方的法律行为，但只有在得到员工普遍认同的情况下，才能确保其实施效果；而且，单位规章制度是调整劳动行为和用工行为的标准，直接涉及员工的利益。因此，制定规章制度时，机构有义务保证员工的参与，听取并征求员工的意见。

（4）正式公布。机构规章制度以全体员工和机构各个部门作为约束对象，应当为全体员工及各个部门所了解，因此，应当以合法有效的形式公布。

五、福利管理

福利只是一种补充性报酬，它往往不以货币形式直接支付给员工，而是以服务或实物的形式支付给员工，例如带薪休假、“五险一金”等。

福利的形式有多种，包括全员性福利、特殊福利、困难补助。它们在形式上的不同，是源自内容的差异。

（一）福利的特性

福利虽然是机构给予员工的报酬，但也有一定的规范和要求，福利应该遵循以下一些特性。

（1）福利的合理性。所有的福利都意味着机构的投入或支出，因此，福利设施和服务项目应在规定的范围内，力求以最少的费用达到最好的效果。对于效果不明显的福利，应当予以撤销。

（2）福利的必要性。国家和地方规定的福利条例，机构必须坚决严格执行。此外，机构提供的福利应当最大限度地与员工的需求保持一致。

（3）福利的计划性。福利制度的实施应当建立在福利计划的基础上，福利管理费用总额要符合预算要求。机构向员工提供的所有福利设施和服务均应包括在预算计划中（如饭补、生日津贴），以及单位为员工办理的各项社会保险、通信和交通费、带薪休假、带薪培训等。

（4）福利的协调性。机构在推行福利制度时，必须考虑到与社会保险、社会救济、社会优抚的匹配和协调。针对已经得到了满足的福利要求者就没有必要再次提供，以确保资金不被浪费而得到合理的利用。机构向员工提供的各种福利，还要充分考虑企业的支付能力和薪酬政策。

（二）社会保险

社会保险、社会救助、社会福利以及社会优抚等统称为社会保障。而其中机构涉及比较多的则是社会保险，就是俗称的“五险”。为了确保员工的利益，同时也保障机构的利益，国家也制定了有关的保险法等法律法规，要求员工个人、机构按照各自比例缴纳养老保险等社会保险。

社会保险对机构和员工来讲都很重要，所以要做到以下两点：

（1）社会保险与员工实际工作和生活关系密切，是机构非常重要的一部分工作。在日常操作中，需要密切注意国家在社会保险政策上的变化，及时操作并记录汇总，做好员工社会保险缴纳和申报工作，确保员工享受到社会保险中的各项福利待遇。

（2）社会保险是机构福利待遇中对员工影响较大的一项制度。对于人力资源管理来说，要在工作中及时解决员工的社会保险需求，按照国家政策执行。社会保险办理手续的提交、费用的缴纳等都要及时和准确，所以机构需要在工作中及时做好社保各项业务的操作，尽量避免因错过缴纳时间而造成不必要的麻烦。社会保险的执行要严格按照国家的有关要求及社保所网站公示、操作指南流程办理，例如机构社保开户，操作流程要按照规定进行操作。

（三）公积金

住房公积金是单位及员工缴存的长期住房储金，是住房分配货币化、社会化和法制化的主要形式。住房公积金制度是国家法律规定的重要的住房社会保障制度，具有强制性、互助性、保障性。机构和员工个人必须依法履行缴存住房公积金的义务。员工个人缴存的住房公积金以及单位为其缴存的住房公积金，实行专户存储，归个人所有。

1. 公积金的性质

（1）普遍性。城镇在职职工，无论其工作单位性质如何、家庭收入高低、是否已有住房，都必须按照国家的有关规定缴存住房公积金。

（2）强制性（政策性）。单位不办理住房公积金缴存登记或者不为本单位的职工办理住房公积金账户设立手续的，住房公积金的管理中心有权力责令其限期办理，逾期不办理的，可以按有关条款进行处罚，并可申请人民法院强制执行。

（3）福利性。除员工缴存的住房公积金外，单位也要为员工缴纳一定的金额，而且住房公积金贷款的利率低于商业性贷款的利率。

（4）返还性。职工离休、退休，或完全丧失劳动能力并与单位终止劳动关系，户口迁出或出境定居等，缴存的住房公积金将返还给职工个人。

2. 公积金的缴纳

作为人力资源管理的一部分重要工作，公积金的正常缴纳也需要时时关注国家政策变动和调整，及时执行国家出台的各项要求。目前的公积金提取的各项操作均提倡员工自行网络操作为主，根据有关部门规定的详细操作指南进行办理，可确保员工正常享受公积金待遇。

第十一章 医务制度建立

医疗质量是医疗机构的核心竞争力，而任何一所医疗机构要想稳定高效地运行，提高自身的医疗质量，都离不开有效的管理工作。作为正规化、成规模的医院，医务管理更是在医院的日常运行之中发挥至关重要的作用。要做好医务管理工作，健全完善的管理制度、规范清晰的标准和操作流程、全面的应急预案以及医务人员的继续教育都是必不可少。所以医院经营必须要积极建立完整的医务管理制度。

一、建立医务管理体系

健全的医务管理体系应该包含管理制度条例和相关人员岗位职责等内容。

医院的管理必须合乎法律法规和行业规范，各项管理制度的制定都应该完全依据我国的相关法律法规以及卫生主管部门的相关医疗条例、办法等，包括《中华人民共和国药品管理法》《中华人民共和国传染病防治法》《医疗质量管理办法》《处方管理办法》《执业医师法》《护士管理条例》《医疗机构管理条例》《麻醉药品和精神药品管理条例》《消毒管理办法》《医疗事故处理条例》等。在建立医务管理系统之前，应该充分了解这些法律法规、管理条例的内容，并严格遵守相关规定来建立医院的医务管理制度。

二、成立医院管理委员会

医院管理委员会是医院管理的核心组织单位，包括组成人员、岗位职责要求和管理制度等内容。

为做好医院的质量管理工作，确保医院医疗安全，提高医疗服务质量，应根据《医疗机构管理条例》和《医疗事故处理条例》等各项医疗卫生管理法律法规和诊疗、护理规范，成立医院管理委员会，其组成应包括机构负责人、院长、科室主任、护理部等人员和部门。

医院管理委员会成立以后，医院应该根据自身的实际情况明确机构的职责，其内容大体包括以下几个方面：

按照国家医疗质量管理的有关要求，制定机构各项管理制度并组织实施。

组织开展机构医疗质量监测、预警、分析、考核、评估以及反馈工作，定期发布本机构质量管理信息。

制订机构医疗质量持续改进计划、实施方案并组织实施。

制定机构临床新技术引进和医疗技术临床应用管理相关工作制度并组织实施。

建立健全机构医务人员医疗质量管理的相关规章制度、医务人员技术规范的培训制度，制订培训计划并监督实施。

落实国家和地方卫生健康委员会规定的其他内容。

三、医院管理委员会工作制度

作为医院管理的核心组织单位，医院管理委员会必须按照一定的规章制度开展日常工作，所以应制定相应的工作制度，大致包含以下几方面内容：

医院管理委员会由机构负责人、医务负责人、科室主任、护理部等人员及部门组成，负责对机构的医务工作进行指导、检查、考核、评价和监督。

各成员应认真履行医院各项管理制度，切实参与制定、监督及改进医院运行中的医疗质量管理。

各临床科室主任全面负责本部门的医疗质量、工作流程、工作规范的管理，以及本部门医疗质量的管理与持续改进。

加强全员工作素养以及安全教育，提高医疗质量及安全的意识，督促全员严格执行医疗技术操作规范和诊疗常规。

对机构的诊疗过程、病历书写等质量实行监督管理，定期检查各项设备、仪器、药品、物资等，保障临床需求。

医疗管理工作应有文字记录，并有委员会形成报告，每月对病案质量进行检查、对医疗运行过程中的质量进行监督，将质量与安全的检查结果纳入员工的绩效。

四、建立医疗质量管理制度

作为一个医疗机构，需要建立的医疗质量管理制度包括如下几项：

（一）医疗安全管理制度

为加强医院管理，保证医疗安全、提高医疗服务质量，根据《医疗机构管理条例》《医疗事故处理条例》，制定本制度。

1. 管理目标

定期对诊疗过程进行监督管理，保证患者安全。

合理使用抗菌药物。

定期检查病案，强化病历记录的及时性、准确性。

不良事件及时报告、改进，防范医疗事故的发生。

2. 诊疗质控

急危重症患者优先诊治，接诊医师要详细询问病史，不得以任何理由延误患者的救治。

对于疑难病例的病因、救治及时讨论并写出评估报告；对于在抢救过程中存在缺陷的病例，指出存在的问题，并提出改进措施。

医师接诊患者时，应着装整齐，佩戴胸卡；与患者沟通时，应目视对方，注意倾听；查体时应做好解释，取得患者配合；诊疗中，及时正确记录患者病情；诊疗后，认真做好用药或治疗交代或者解决患者的疑问。

3. 病案质控

医务人员严格按照《病历书写基本规范》及时、准确地记录病情以及各种治疗、手术及知情同意书等。

病案应当按照以下顺序装订保存：住院病案首页、入院记录、病程记录、术前讨论记录、手术同意书、麻醉同意书、麻醉术前访视记录、手术安全核查记录、手术清点记录、麻醉记录、手术记录、麻醉术后访视记录、术后病程记录、出院记录、死亡记录、死亡病例讨论记录、输血治疗知情同意书、特殊检查（特殊治疗）同意书、会诊记录、病危（重）通知书、病理资料、辅助检查报告单、医学影像检查资料、体温单、医嘱单、病重（病危）患者护理记录。

设置病案室，由专人负责病案管理，每日看诊结束后及时将病案归档。任何人不得随意涂改病历，严禁伪造、隐匿、销毁、抢夺、窃取病历。

患者需要复印病历时，向管理病案人员申请，持身份有效证件给予复印，并登记患者信息。

检查医嘱与病情记录的关联，以及抗菌药物使用情况。

手术记录及手术安全核查是否完整。

4. 护理质控

根据国家法律法规，建立医院护士准入制度。

建立护士工作素质规范，护理人员工作态度需严谨、认真，处理问题要沉着、冷静、机敏。

规范各项护理常规、制定护理操作规范，并进行考核评价。

诊区各项规章制度完善，工作流程顺畅。

各种登记、报表按要求及时、准确地完成，原始资料记录准确、完整。

进行日常护理全面质量检查，发现问题及时进行纠偏处理。每月向护理人员做有关护理工作总结及布置下月工作等，并有记录。

组织有效的患者健康教育。

5. 医疗事故防范

医护人员在医疗活动中，必须严格遵守医疗卫生管理法律、行政法规、各项规章制度、诊疗护理常规、技术操作规范，恪守医疗服务行业的职业道德。

医院管理委员会定期对医务人员进行医疗法律法规、诊疗技术等的培训，提高法律意识、技术水平。

建立值班制度，负责监督医院内医务人员的工作。

建立不良事件报告制度，定期对不良事件进行分析、提出改进措施，并付诸实施和评价，不断提高医疗服务质量。

严格规范病历书写要求。因抢救患者未能及时记录的病历，应在抢救结束后6小时内据实补记。

患者可复印的资料：门诊病历、特殊检查报告、各种知情同意书、护理记录。患者需依照医院要求提供相关身份证明，机构工作人员协助复印，并加盖证明印记。

在诊疗护理过程中，医护人员应将患者的病情、治疗措施及风险等如实告知患者，并耐心解答患者的疑虑。

医务人员在诊疗活动中发生医疗事故，或者发生可能引起医疗事故的医疗过失行为，或者发生医疗事故争议的，应立即向所在科室负责人报告，并立即采取有效措施，避免或减轻对患者身心健康的损害。科室负责人应立即进行调查核实，并将有关情况上报医疗机构负责人。

发生医疗事故争议时，死亡病例讨论记录、疑难病历讨论记录、会诊意见、病历记录等相关资料，应当在医患双方在场的情况下封存。

（二）病案管理制度

病案是医疗、教学和科研的基础资料，也是确定医疗行为的基本凭证，更是司法部门判决医疗纠纷的重要证据，因此，病案质量的好坏也是衡量医院医疗水平和管理水平的一个重要标志。院领导应重视和支持病案管理的工作，根据《医疗机构管理条例》《病历书写基本规范》，结合机构实际情况，严抓病案书写质量。

1. 各级人员职责

前台在接诊初次到院患者时，需查看患者身份证明，完整填写患者基本信息，并编码病历号。

科室主任是医院病案质量控制的关键及首要责任人，需指导及检查科内医务人员病案书写的质量。

医师是病案的书写者、使用者，更是病案的直接责任者，应严格按照《病历书写基本规范》书写病历，并且要记录完整，字迹清晰，表述准确，语句通顺，标点正确，无涂、改、刮、粘等痕迹。

护士也是病案形成的直接参加者，护理记录也是病案的重要组成部分之一，做好各项护理记录，是护士应尽的责任。

病案室工作人员每日下班前需将当日病历整理归档，在整理过程中，禁止张冠李戴，发现有错病历应及时通知相关人员进行纠正。

2. 基本管理规定

门诊病历由患者家属负责保存工作。住院病历由病案室工作人员负责保存与管理工作。

急诊抢救病历由病案室专柜负责保管。

病案室应当严格病历管理，严禁任何人涂改、伪造、隐匿、销毁、抢夺、窃取病历。

医疗机构及其医务人员应当严格保护患者隐私，禁止以非医疗、教学、研究目的泄露患者的病历资料。

患者入院时需要出示身份证，应为同一患者建立唯一的标识号码。

医务人员应当按照《病历书写基本规范》的要求书写病历。

病案应当按照以下顺序装订保存：住院病案首页、入院记录、病程记录、术前讨论记录、手术同意书、麻醉同意书、麻醉术前访视记录、手术安全核查记录、手术清点记录、麻醉记录、手术记录、麻醉术后访视记录、术后病程记录、出院记录、死亡记录、死亡病例讨论记录、输血治疗知情同意书、特殊检查（特殊治疗）同意书、会诊记录、病危（重）通知书、病理资料、辅助检查报告单、医学影像检查资料、体温单、医嘱单、病重（病危）患者护理记录。

3. 复印病历管理

除为患者提供诊疗服务的医务人员，以及负责病案管理、医疗管理的人员外，其他任何人不得擅自查阅患者病历。

其他医疗机构及医务人员因科研、教学需要查阅、借阅病历的，应当向患者就诊医疗机构提出申请，经同意并办理相应手续后方可查阅、借阅。查阅后应当立即归还，借阅病历应当在 3 个工作日内归还。查阅的病历资料不得带离患者就诊的医疗机构。

患者需要复印病历时，需经医疗负责人批准，持有效身份证明至病案室进行复印。

复印前，须核对病历中个人信息与其本人一致，避免复印成同名同姓患者的资料。病历复印过程需双方均在场。

复印结束后，须在病历复印件上加盖机构专用章，按顺序排列装订后，交予患者。

公安、司法机关因办理案件，需要查阅、复印病历资料的，医疗机构应当在其出具法定证明后给予协助办理。

按照《病历书写基本规范》要求，病历尚未完成，申请人要求复印病历时，可以对已完成病历先行复印，在医务人员按照规定完成病历后，再对新完成部分进行复印。

医疗机构复印病历资料时，可以按照规定收取工本费。

4. 病历的保存

门诊病历由医疗机构保管的，保存时间自患者最后一次就诊之日起不少于 15 年；住院病历保存时间自患者最后一次住院出院之日起不少于 30 年。

医疗机构变更名称时，所保管的病历应当由变更名称后的医疗机构继续保管。

医疗机构撤销后，所保管的病历可以由区卫生计生行政部门指定的机构按照规定妥善保管。

（三）门诊服务管理制度

工作态度：友善；礼貌；勤勉细心；诚实；守时；负责；服从。

服务态度：主动热情，患者至上，耐心周到，体贴入微。

仪容仪表：女员工淡妆上岗，男员工清洁面部，刮净胡须，衣着得体，整洁大方。

言谈：提倡热情“五声”（迎接声、称呼声、关心声、致歉声、送别声）；杜绝粗俗冷淡“五声”（蔑视声、烦躁声、否定声、斗气声、争吵声）。

禁止行为：禁止在患者面前打喷嚏，打哈欠，伸懒腰，挖耳、鼻、眼屎，搓泥垢，抓头，修指甲，照镜子，剔牙，打饱嗝。禁止随地吐痰、乱扔果皮纸屑、乱扔烟头或杂物，并制止患者乱扔，发现被乱扔的杂物等应随手拾起。

上岗前禁食刺激性食物，如大蒜、韭菜、香葱等。

工作时间手机开为振动，为患者检查时不准接听私人电话。

（四）手术室管理制度

1. 手术室工作制度

手术室工作人员必须严格遵守消毒隔离制度，执行手术室各项规章制度和操作规范，保持手术室内肃静和整洁。

手术的药品、器械、敷料等用品，由专人负责保管，放置固定位置，并经常检查，及时补充，保证手术的供给。

无菌存放柜内物品，应存放有序，物品名称清晰，灭菌日期在有效期内。

每日手术前后，需用消毒液擦拭床面、台面及地面。每月进行一次彻底清扫。每月对空气及物体表面进行细菌培养检测一次，并记录。

所有进入手术室的人员均须更换拖鞋或鞋套，与手术无关的人员，未经许可，禁止入内。

手术结束后及时清除污物，擦洗地面，清洗手术器械、敷料等。

做好手术器械的保管、维修、清点工作，建立登记与报废制度。

2. 人员管理制度

人员管理可以分为医护人员管理、参观人员管理和患者管理三部分。

首先，对于医护人员的管理制度如下：

工作人员进入手术室，必须更换手术室内用鞋、手术衣裤，进入洁净区必须戴手术室专用帽子、口罩，参加手术的人员不能戴手表、戒指、手链以及擦亮甲油或戴假指甲，重感冒者暂不进入手术室，因工作必须进入的要戴双层口罩。

进入手术间应严格遵守无菌原则，随手关门，尽量减少走动，严格控制手术间内人员数量，严禁串台参观手术。

手术完毕，衣、裤、口罩、帽子、鞋等须放到指定地点。

外出时应更换外出衣及鞋。

其次，对于参观人员的管理制度如下：

非手术室工作人员未经门诊主任及手术室允许，不得擅自进入手术室参观手术。

参观手术人员进入手术室必须做好登记，更换手术室专用鞋，穿参观衣、手术裤，戴好帽子、口罩，在指定区域内参观，并禁止串台参观手术，保持手术室安静，每台手术参观人数不得超过 2 人。

凡到手术室参观者，必须遵守手术室各项规章制度。

参观者应服从手术室工作人员的管理，不得离手术台过近（应超过 30 厘米），以免影响无菌操作及手术进行。

参观手术结束后，用物归还原处，用过的衣、帽等放入指定的地方。

再次，对于患者的管理制度如下：

患者进入手术室必须更换干净的手术衣，换鞋、戴帽。

取下各种首饰，不带私人物品进入手术室。

根据手术种类将患者安排在相应的手术室内。

3. 消毒隔离制度

认真执行消毒隔离制度。按规定路线进入手术室。进更衣室前先换拖鞋，然后更衣，戴口罩、帽子。

严格划分三个区：污染区、清洁区、无菌区。

手术间物品摆放整齐，清洁无灰尘，无血迹，私人物品及书报一律不准带入手术间，严禁在手术间内做敷料打包。

认真执行消毒规范，按规定规格打包。下排气压力灭菌最大包体积不得超过 30 厘米 ×30 厘米 ×25 厘米；各种敷料包、器械包均放灭菌指示卡，包外贴 3M 胶带，进行化学监测（胶带长度按要求）。敷料包不超过 5 千克；金属包不超过 7 千克。

灭菌包应储存在无菌物品柜内，有效期为 1 周，过期应重新消毒，布类敷料包皮无残缺破损及缝补，不潮湿。

医务人员使用无菌物品和器械时，应检查外包装的完整性及灭菌日期。无菌包打开后虽未使用，视为污染，必须重新灭菌。

手术过程中，工作人员严格无菌操作，静脉输液做到一人一针一管一带。麻醉物品应当一用一消毒，一次性医疗器械、器具不得重复使用。

严格执行器械洗消流程，手术器具及物品应先冲洗、再消毒灭菌，有关节、缝隙、齿槽的器械，应尽量张开或拆开，确保器械的洁净度，以保证清洗效果和灭菌质量；对腔镜的清洗消毒、灭菌做好记录。

手术间每日定时进行紫外线空气消毒，消毒时间为 45 分钟，每日 2 次，每周紫外线灯管用 95% 乙醇棉球擦拭一次，每月对紫外线灯管监测一次。

每日对使用中的消毒液浓度进行监测，并能熟练掌握配制方法。

手术室手术间严格卫生、消毒制度。每日手术前和手术后进行湿式擦拭清洁消毒，墙体表面擦拭高度为 2~2.5 米，未经清洁消毒的手术间不得连续使用。每周 1 次彻底卫生清扫，使用的扫帚、拖把严格按区分开。

手术室设立隔离手术间，专用于急诊、传染病和感染患者手术；传染病患者或隔离患者的手术通知单上，应注明“急诊”“某种感染”或“某种化验结果异常”情况；严格隔离管理，术后器械及物品按洗消流程执行，再进行高压灭菌。

术后污敷料定点放置，按规定处理。手术废弃物置于黄色塑料袋，封闭运送指定地点。医务人员脱下的手术衣、手套、口罩等物品应当放入指定位置后，方可离开手术室。

根据手术患者和手术部位的污染及感染情况合理安排手术间；对连台手术应做好连台之间的消毒工作，保证消毒时间和消毒效果。

严格执行灭菌效果监测标准，消毒锅灭菌包内外进行化学指示物监测。

患有上呼吸道感染或其他传染病的工作人员，应当限制进入手术室工作。

4. 消毒药械制度

医院感染科对拟购进的消毒、灭菌药械的企业资质进行审核，并具体负责对医院消毒、灭菌药械的购入、存储和使用进行监督、检查和指导。

医院感染科对消毒、灭菌药械存在的问题提出改进措施，并执行。

医院自行配置消毒液体时，应建立消毒剂配置登记本，登记配置浓度、配置日期、有效日期及配制人。

使用人员应严格掌握消毒、灭菌药械的使用范围、方法、注意事项，发现问题，及时向医院感染科报告。

5. 一次性无菌医疗用品管理制度

所用一次性无菌医疗用品必须由医院物资处统一集中采购，科室不得自行购入。

医院采购一次性无菌医疗用品，必须从取得省级以上药品监督管理部门颁发的《医疗器械生产企业许可证》《工业产品生产许可证》《医疗器械产品注册证》和卫生行政部门颁发卫生许可批件的生产企业或取得《医疗器械经营企业许可证》的经营企业购进合格产品。国外进口的一次性无菌医疗用品应有国务院药品监督管理部门颁发的《医疗器械注册证》及各种中文标识。

手术室无菌物品和有菌物品要分开放置。无菌物品存放于阴凉干燥、通风良好的物架上，距地面 20~25 厘米，离墙 5~10 厘米，距天花板 50 厘米。

手术室一次性贵重物品要专人、专室集中管理，限制无关人员出入，使用时要登记。

定期对库存一次性无菌医疗用品进行整理，并对仓库货架进行分类编号，确保物品摆放整齐、安全，定期对仓库进行清扫消毒。

使用一次性无菌医疗用品应一个批次用完再放入下一批次，或将剩余少量未用完批次物品放在上层。

各个手术间定量放置常用一次性无菌医疗用品，每天专人负责对每个手术间的常用物品进行补充，急诊手术间要在此基础上加量补充，保证急诊手术的供应，管理房间的人员要每月检查一次性无菌医疗用品的消毒或灭菌日期、有效期以及有无破损和变质等。

使用一次性无菌医疗用品前应检查包装标识是否符合标准，有无破损、失效，有无不洁等产品质量问题，发现问题立即停止使用，及时报告。

（五）患者安全管理制度

患者安全管理制度分为接手术患者制度、术中安全护理制度、手术患者的核对制度三部分。

首先，接手术患者制度如下：

术前宣教护士将患者送至手术室准备间，由巡回护士根据医嘱核对患者的姓名、性别、年龄、手术方式、手术眼别等。

核对准确无误后给患者戴好帽子，予以冲洗结膜囊，消毒眼周皮肤，并送至指定手术间，途中注意安全，防止碰撞、滑倒。

接台手术患者核对无误后冲洗结膜囊、消毒，送至相应手术间外等候手术，并与另一名巡回护士交接班。

其次，术中安全护理制度如下：

将患者安置于手术床上，取水平仰卧位，并做好解释工作，注意给患者保暖，巡回护士要经常巡视，确保患者安全。

手术开始前，操作技师要与手术医生再次核对患者的姓名、年龄、手术度数及手术眼别，防止医疗差错事故的发生。

过床时动作要轻巧稳妥，防止跌倒。

再次，手术患者的核对制度如下：

冲洗结膜囊前由巡回护士核对患者的姓名、性别、年龄、手术方式、手术度数、手术眼别等。

上手术床后由巡回护士再次核对上述项目。

手术开始前由操作技师及手术医生再次核对患者姓名、年龄、手术度数、手术方式、手术眼别，确认无误后开始手术。

手术结束后，患者离开手术室前由巡回护士再次核对以上项目。

（六）药房管理制度

1. 药房工作制度

严格执行《中华人民共和国药品管理法》《医疗机构药事管理暂行规定》《处方管理办法》等相关的法律法规。

制定医院的药品供应目录，负责药品的采购、保管、分发、调剂、质量检测及临床用药管理和药学服务等有关药事管理工作。

做好用药咨询，树立一切以患者为中心的理念，做好服务。

做好高危药品、精神类药品、麻醉药品的管理。

维护工作环境，非工作人员禁止入内，工作期间不能擅离岗位，遵守岗位职责，严格执行操作流程。

2. 药品遴选制度

入选药品应具备安全、有效、经济、适宜的原则。要充分考虑药品的安全性，临床治疗效果，兼顾药品价格，满足不同需求的人群。

新药遴选以现用的《医院基本药物处方集》为基础，参考《国家基本药物目录》，保证医院使用药品符合相关规定。

保证临床科室基本满足需求为前提。

入选药品的厂商应是证照齐全的生产、经营企业，须选择质量可靠、服务周到、价格合理的销售商，并提供厂商、销售商的相关资质材料存档备查。

3. 抗菌药物临床使用管理制度

按照国家药品监督管理部门批准并公布的药品通用名称购进抗菌药物，优先选用《国家基本药物目录》《国家处方集》和《国家基本医疗保险、工伤保险和生育保险药品目录》收录的抗菌药物品种。制定本院抗菌药物供应目录，并向核发其《医疗机构执业许可证》的卫生行政部门备案。医疗机构抗菌药物供应目录包括采购抗菌药物的品种、品规。未经备案的抗菌药物品种、品规，医疗机构不得采购。

4. 药品采购供应管理制度

机构负责人指定专人负责全院的药品采购工作，其他科室和个人不得自购、自制、自销药品。

采购药品必须向证照齐全、有效的生产、经营批发企业采购，选择药品质量可靠、服务周到、价格合理的供货单位，将供货单位的证照复印件存档备查。

采购药品要根据临床所需，结合医院基本用药目录、用药量制订采购计划。每月初按计划提交采购申请，经领导审批后进行采购。

采购进口药品时，供货单位必须提供《进口药品检验报告书》，并加盖供货单位的印章，采购特殊管理的药品必须严格执行有关规定。

在采购活动中，应坚持优质、价廉的原则，不得采购食、妆、消、械等非药保健品及无批准文号、无厂牌、无注册商标的药品进入医院。

采购药品必须执行质量验收制度。如发现采购药品有质量问题要拒绝入库，对于药品质量不稳定的供货单位要停止从该单位采购。

5. 药品储存制度

药房、药库地面光洁，墙面平整，门窗结构紧密，配备必要的防尘、防虫、防鼠设施；陈列和储存药品的货柜、货架等应保持清洁卫生。

药品储存应实行色标管理、分开存放并标示，待验库、退库区为黄色，合格库区为绿色，不合格品库区为红色。

药品陈列和储存区域应配备温湿度计，控制温度 2~20 摄氏度，需冷藏的药品，配备冷藏设备，控制温度 2~10 摄氏度。

对药品按照药品的用途或剂型分类摆放，标签使用恰当，放置准确，字迹清晰。拆零药品存放于拆零专柜，并保留药品的原包装或标签。

对药品要按月进行质量检查，发现过期失效、包装破损等质量问题及时移入不合格品区。

对不合格药品要做好记录，记录其品名、规格、数量、生产企业、不合格原因等。每半年或一年销毁一次，销毁应破坏药品的包装，采取深埋或焚烧等方式，并做好记录，销毁人和监督人均应签字。

6. 药品效期管理制度

正常情况下出库药品效期应大于 6 个月，库管应定期检查药品效期，加强与各临床部门的沟通，避免药品因过期而浪费。

7. 高危药品管理制度

高危药品要单独存放并有明显的标识。

药师在调剂高危药品时应严格执行查对制度。

8. 急救药品管理制度

急救药品专为抢救患者设置，其他情况不得占用。

根据药品种类与性质分别放置，编号定量、定位存放，每日清点，保证备用状态，专人管理。

定期检查药品质量，防止积压变质，如发生沉淀、变色、过期、药盒标签与盒内药品不符、标签模糊或经涂改者不得使用。

凡抢救药品，必须固定在抢救车上，定位存放，专人管理，定期检查。

抢救结束后，应及时清点，补齐药品，以备后用。

9. 药品质量管理制度及药品质量问题报告和处理流程

因各种原因（违反进货程序购进药品、未严格执行质量验收制度、发出药品出现差错）发生事故后，应及时上报医务部，及时采取必要的控制、补救措施，减少影响。

在处理事故时，坚持“三不放过”原则，即事故原因不查清不放过，事故责任者和员工未受到教育不放过，未制定整改防范措施不放过。

10. 药品调剂制度

药品调剂人员必须经专业或岗位培训，并取得执业资格证书方可上岗。

审方人员应由具有执业药师或主管药师、药师等技术职称的人员担任。

审方人员收到处方后，认真审查处方上患者的姓名、年龄、性别、药品剂量及处方医师签名，如有药品名称书写不清、超剂量等情况，应向患者说明情况，经处方医师更正后方可配方，否则应拒绝调配。

对处方所列药品不得擅自更改或代用。

拆零药品放置于药袋内，在药袋上注明患者姓名、药品名称、规格、用法、用量及药品有效期。

11. 处方管理制度

根据《医疗机构处方管理办法》的规定，必须取得执业医师证书，经注册后并在医院从事临床工作的医师才具有药品处方资格。

凡具有各类处方权的医师，均需建立处方权签字留样登记并保存，处方权医师的签字留样，必须正规书写，能正常辨认。

凡因工作调动、退休、离职等原因离院者，均应注销其处方权。

12. 临床合理用药管理制度

医师在临床诊疗过程中，要按照药品说明书所列的适应证、药理作用、用法、用量、禁忌、不良反应和注意事项等制定合理用药方案，超出药品使用说明书范围使用药物，必须在病历上作出分析记录。执行用药方案时要密切观察疗效，注意不良反应，根据必要的指标和检验数据及时修订和完善原定的用药方案。

门诊用药不得超出药品使用说明书规定的范围。

医师不得随意扩大药品说明书规定的适应证，因医疗创新确需扩展药品使用规定的，应报医疗质量委员会审批并签署患者知情同意书。

医师在使用有严重不良反应的药品时应告知患者，并严格掌握适应证、剂量和疗程，避免滥用。

13. 用药错误登记、报告制度

医务人员发生用药错误时，立即停止错误用药，需立即采取救治措施，同时报告科室负责人，必要时可越级上报。

了解所用药物剂量、给药途径。判断患者发生的损害为功能性还是病理性，以及损害严重程度。

根据临床表现积极进行对因、对症以及使药物尽快清除的治疗。

认真调查清楚，确定责任人，给予教育及相应的处罚等。

14. 药品不良反应和药品损害事件报告制度

药品不良反应，又称 ADR，指合格药品在正常用法、用量情况下出现的与用药目的无关或意外的有害反应。主要包括药品已知和未知作用引起的副作用、毒性反应及过敏反应等。

应安排专人负责收集、分析、整理、上报本院药品的不良反应信息。

医生用药前须询问患者有无药品不良反应史，凡经本院使用的药品，如有不良反应情况出现时，核实后立即汇报，填写《药品不良反应报告表》，并上报药品监督管理部门。

发生药品不良反应隐瞒不报者，根据情节轻重，查实后从重处罚。

15. 退药管理制度

为保障患者用药安全，原则上药房发出的药品，除药品质量原因外，药品一经发出，概不退换。

因药品质量问题退药者，可到药房进行的退药。因医师、药师、护士失误造成患者退药的，由责任人承担相应损失。

（七）消毒供应室工作制度

供应室分污染区、清洁区、无菌区，路线不逆行。

污染、清洁、无菌物品分别存放于相对应区域，进入无菌区应更衣、换鞋、洗手。

熟练掌握各种器械的清洗、检查、包装、灭菌等程序。

各种消毒包应注明名称、灭菌日期、有效期、灭菌者。标记不清、记录不全均不能发放。

熟练掌握高压蒸汽灭菌器的操作技能，每包放化学指示卡，每日做 B_D 试验，每锅有物理监测记录，每月一次生物检测。

消毒供应室工作流程如下：

工作人员按特定的路线收回污染的器械（放置于密闭容器内），在去污区进行分类，避免洁、污交叉或物品逆流。

在去污区进行手工清洗和超声波清洗，对污染较重或污染物已干燥的器械先用酶洗液浸泡 2 分钟。

检查器械清洗质量及器械功能，如咬合性、灵活性等。各类器械清洗后，禁止采用放置在空气中自然干燥的方法

灭菌物品包必须包装严密，捆扎松紧适度，包外用化学指示胶带贴封。包外应注明物品名称、数量、灭菌日期、有效日期、打包人或代号、查对人或代号。

器械包的重量不得超过 7 千克，敷料包重量不超过 5 千克。预真空压力蒸汽灭菌器的物品包装体积不得超 30 厘米 ×30 厘米 ×50 厘米。

（八）医院感染管理制度

1. 手卫生制度

在感染传播途径中，医务人员的手是造成感染的重要原因。规范洗手及手消毒方法，加强手部卫生的监管力度，是控制感染的一项重要措施，也是对患者和医务人员双向保护的有效手段。

（1）洗手指征：进入或离开手术室前；由污染区进入清洁区之前；处理清洁或无菌物品前；无菌技术操作前后；手上有污染物或与微生物污染的物品或体液接触后；接触患者伤口前后；手与任何患者接触前后；在同一患者身上，从污染部位操作转为清洁部位操作之间；戴手套之前，脱手套之后；戴、脱口罩前后、穿脱隔离衣前后；使用厕所前后。

（2）手消毒指征：为患者实施侵入性操作之前；诊察、护理、治疗免疫性功能低下的患者之前；接触每一例传染病患者或感染者之后；接触感染伤口和血液、体液之后；接触致病微生物所污染的物品之后；双手需保持较长时间的抗菌活性，如需戴手套时、脱手套之后。

（3）手部卫生监督管理：严格按照洗手指征的要求进行规范洗手和手消毒；使用正确的洗手（七步洗手法）和手消毒方法，并保证足够的洗手时间。

2. 标准预防

（1）隔离对象：患者血液、体液、分泌物（不包括汗液）、排泄物均有传染性，需要采取隔离措施。

（2）防护：强调双向防护，既防止病原体从患者传播至医务人员，又防止病原体从医务人员传播至患者。

（3）隔离措施：根据疾病的主要传播途径，采取相应的隔离措施，包括接触隔离、飞沫隔离、空气隔离。

（4）标准预防措施：按需使用手套、口罩、面罩、隔离衣；可重复使用的器械及敷料及时取出污物、清洗、包装、灭菌；正确处理锐器；按照医疗机构环境表面清洁与消毒规范进行日常环境控制。

（九）治疗室感染控制制度

（1）治疗室布局合理，分为清洁区和污染区，进入治疗的人员需衣帽整齐，操作前洗手、戴口罩。

（2）治疗室配流动水、快速手消毒液、医疗垃圾桶、生活垃圾桶。

（3）无菌物品与非无菌物品必须分开放置。治疗车上的物品摆放有序，上层为清洁区，下层为污染区。使用无菌物品时，应严格执行无菌操作原则。

（4）一次性无菌用品必须一人一用，禁止重复使用。

（5）治疗时严格执行查对制度，防止差错事故。

（6）室内物表、地面每日用 500 毫克每升含氯消毒剂擦拭 2 次；空气用紫外线照射每日 1 次，每次 1 小时。

（7）分类收集治疗室产生的废物，日产日清。

（十）手术室感染控制制度

（1）手术室布局合理，分污染区、清洁区、无菌区，区域间标志合理。

（2）严格控制手术室进出人员，参观人员必须经领导审批后，方可更衣换鞋进入。有严重呼吸道感染者不宜上台手术。

（3）无菌物品应存放于无菌柜内，分类定位放置，标签清楚，定期检查有无过期。

（4）严格执行《无菌技术操作规范》，手术医生和器械护士在手术中，手术室护士在进行各项治疗、手术配合、拿放无菌物品等时，应符合无菌操作要求，防止感染。

（5）严格执行环境表面日常清洁与消毒制度，打扫用具为手术室专用。认真落实卫生清洁制度，定人、定时做好清洁、消毒工作，保持手术室清洁、整齐、有序。

（6）手术后及时收集污染的器械及敷料，进行去污清洗。一次性使用无菌物品分类收集于医疗垃圾桶。

（7）每月对手术间空气、物表、外科手、消毒设备做微生物学检测，并做好记录。

（8）产生的医疗垃圾及时封闭转运至医疗废物暂存处，锐利刀片及针头装入锐器盒内，防止针刺伤。

（十一）医疗废物管理制度

根据中华人民共和国国务院令（第380号）《医疗废物管理条例》，结合医院的实际情况，特制定本门诊部的医疗废物管理制度：

（1）医疗废弃物必须与生活垃圾分类管理。

（2）按《医疗废物管理条例》规定要求建立医疗废弃物专用的密封贮存室，标明标志并加锁，防止医疗废弃物的流失、泄漏和扩散。

（3）各部门及时收集本科室产生的医疗废物，并按照类别放置于防渗漏、防锐器穿透的专用包装物或者密闭的容器内。

（4）将分类包装好的医疗废弃物（封闭包装袋，并标明废物类别、产生单位及时间），按照本单位确定的内部医疗废物运送时间、路线，将医疗废物收集、运送至暂时贮存地点。

（5）医疗废物暂时贮存的时间不得超过 2 天。

（6）定期由专人预约医疗垃圾转运物流，将医疗废物转运送至固废物流。并做好医疗垃圾转运交接登记。

（7）医疗废弃物贮存室每天由后勤人员清洗，并用 500 毫克每升的含氯消毒剂喷洒消毒。

（8）运送工具使用后在医疗卫生机构指定的地点及时消毒和清洁。

（9）对有关接触处理医疗废弃物的人员定期进行知识培训。

职业防护具体要求如下。

（1）工作人员上岗着装符合要求（戴工作帽、穿工作服，必要时戴口罩、手套、护镜、防护面罩，穿隔离衣、专用防护鞋）。

（2）锐利器具和针头应小心处理，严禁回套针帽，以防刺伤。工作人员发生医院感染事件或锐器伤，应及时报告医院感染管理科。

（3）在进行消毒工作时工作人员应采取自我防护措施，防止因消毒操作不当可能造成的人身伤害。

（4）从事医疗废物收集、运送、贮存、处置等工作人员和管理人员，配备必须的防护用品，垃圾回收人员必须戴口罩、帽子和胶皮手套，穿工作服，回收物品后和下班前要注意消毒清洁双手、沐浴。定期进行健康检查；必要时对有关人员进行免疫，防止其健康受到损害。

（5）各类人员均应严格执行医院感染管理制度，做好个人防护和公共环境的保护，完成操作或离开工作区域时应及时摘手套。严禁工作人员穿工作服进入食堂、宿舍和医院外环境。

（6）医务人员可能接触患者的排泄物、血液、体液或其他污染物时，或接触非完整皮肤和黏膜时都应当采取防护措施。根据疾病的主要传播途径，采取相应的隔离措施，包括接触传播的隔离、空气传播的隔离和飞沫传播的隔离。

五、医务人员继续教育

（1）鼓励医务人员积极参加相关专业的各类学术活动。

（2）学术论文的发表是彰显医生医疗水平的重要指标之一，医院给予鼓励与支持各位医务人员在学术期刊上发表论文，并给予奖励。

（3）医务部协助、提醒各位医务人员按时完成学分教育、各项卫生职业资格考试报名、参加考试等工作。

六、应急预案

（一）患者突然发生病情变化的应急预案

（1）患者病情发生变化时，护士首先要判断和证实是否发生心脏停搏，其最主要的特征为意识突然丧失，大动脉搏动消失。

（2）紧急呼叫医生和其他医务人员参与抢救。

（3）若患者为室颤造成心脏骤停时，首先给予心前区叩击，其他医务人员准备除颤仪进行除颤，若未转复为窦性心律可反复进行除颤。

（4）若患者为非室颤造成心脏骤停时，应立即进行胸外心脏按压、人工呼吸、加压给氧、气管插管后机械通气、心电监护等心肺复苏抢救措施，直至恢复心跳和自主呼吸。

（5）开放静脉输液通道，遵医嘱应用抢救药物。

（6）抢救时护士严密观察患者的生命体征、意识、瞳孔的变化，及时报告医生采取措施，并由其他护士随时做好抢救记录。

（7）若患者心肺复苏成功，神志清楚，生命体征逐渐平稳后，护士要做好患者的基础护理，保持口腔清洁、皮肤清洁。关心、安慰患者和家属，做好心理护理。

（8）抢救结束后，由医生补开口头医嘱。

（9）必要时，通知患者家属，拨打 120 或 999 转至抢救条件更好的医院进行救治。

（二）患者跌倒等意外的应急预案

（1）患者不慎跌倒，护士立即奔赴现场，同时马上通知医生。

（2）对患者的情况做初步判断，测量血压、心率、呼吸，判断患者意识等。

（3）医生到场后，护士协助医生进行检查，为医生提供信息，遵医嘱进行正确处理。

（4）如病情允许，将患者移至抢救室或患者床上。

（5）遵医嘱开始必要的检查及治疗。

（6）向上级领导汇报。

（7）协助医生通知患者家属。必要时拨打 120 或 999 转至抢救条件更好的医院进行救治。

（8）认真记录意外事件的经过及抢救过程。

（三）医院突然停电的应急预案

（1）接停电通知后，立即做好停电准备，备好蜡烛、手电筒，各种仪器充电等。

（2）突然停电后，启用各种应急用电措施，做好患者解释工作。

（3）与相关部门联系，查询停电原因，协助排除故障。

（4）护士巡视所有诊区，密切观察患者情况。嘱患者勿推勿挤，防止发生意外。

（5）注意防盗，防跌倒。

（四）医院突然停水或泛水的应急预案

（1）接到停水通知后，做好停水准备，准备好使用水和饮用水，必要时通知患者改期预约检查或者手术。

（2）突然停水时，与物业维修部门联系，查询停水原因。

（3）发生泛水，立即查找原因，如能自行解决应立即解决，如不能解决的，应立即找维修部门进行维修。维修期间设置警戒，提醒患者，防止跌倒，保证安全。

（五）医院遭遇火灾的应急预案

（1）发现失火时，迅速赶往现场，评估失火情况，同时呼叫其他工作人员。

（2）如为小火情，立即使用灭火器灭火，立即通知物业。

（3）安抚患者，告知其服从医务人员的统一指挥。

（4）当火势未能得到控制时，立即疏散患者，严禁乘坐电梯。

（5）嘱患者用湿毛巾捂住口鼻，按照楼层的消防安全疏散示意图低位疏散到安全地带。

（六）医院遭遇暴徒的应急预案

（1）遭遇暴徒时，医护人员应保持头脑冷静，设法通知保安或拨打 110 或寻求在场其他人的帮助。

（2）安抚患者及家属，减少在场人员的焦虑、恐惧情绪。

（3）暴徒走后，注意其走向，为保卫人员提供线索。

（4）恢复正常的医疗护理活动，保证患者的医疗安全。

一所医疗机构只有建立了完善的管理制度并严格执行，才能保证其安全、平稳、高效地运营。所以，一定要重视相关管理制度的制定。以上仅对这些制度简要进行了叙述，为屈光中心建立自己的管理制度提供一定的参考。

第十二章
财务制度建立

企业的财务能力是关系到企业能否做大、做强和做好的关键因素之一，对于一家眼科屈光中心而言也是这样。前期的财务预算还影响着屈光中心的选址，如果预算充足，可以选在一线城市的热点地段；如果预算不充足，那么只能选在二三线城市的普通位置。财务预算也决定着采购设备的档次以及人才的引进水平等。最重要的是，财务的管理在眼科屈光中心日常的运营中还起着关键的作用。可以说，屈光中心财务能力的强弱一定程度上影响着屈光中心自身的定位和其未来的发展方向，财务能力强，则可能做成一个规模较大的高端眼科屈光中心，财务能力弱，则只可能做成一个小规模的、业务单一的屈光中心。财务规划包括多个方面，如投入预算、运营预算、收支平衡点的预测和财务数据分析等。本章将对此一一进行介绍。

一、投入预算

筹建一个屈光中心，首先要根据计划开设的规模、位置、采购的设备等基本要素做出一个合理的投入预算。投入预算必须对投资人负责，即对股东负责，也是对机构的未来负责。投入预算包含的内容很多，每一项内容都需要详细的规划和认真的测算，并且最好有一定的冗余量。投入预算主要包括以下内容：

（一）场地租赁费用

场地的租赁费用会是一笔很大的投入。一般来说，除了正常的租赁费用外，出租房通常会要求押 3 个月的租金，虽然这笔费用未来还是会归还给租赁方，但是这笔预算会从租赁初期一直质押到租赁关系终止。所以场地租赁费用不能作为流动资金来看待，而是要提前做好较为充足的预算。

（二）设备采购费用

屈光中心的设备采购费用通常是投入预算中最大的一块。采购设备的档次和数量与屈光中心计划所要开展的工作内容密切相关，因此，该部分的预算对不同的屈光中心而言差别也会比较大。

目前，如果要在较大的城市筹建相对高端的屈光中心，那么就需要考虑屈光中心未来 5~8 年的市场竞争力，所以在设备采购时，就要着眼于未来的发展，尽量采购最先进的、有核心竞争力的设备，当然这样所带来的设备采购费用预算必然也要高出很多。例如，筹建高端屈光中心所需的核心手术设备全飞秒激光机，首选的还是德国蔡司公司生产的 VisuMax 飞秒激光机；而准分子激光机的设备虽然选择的余地较大，但从未来的发展趋势来看，可以选择带有全眼波前像差引导的手术功能的 Star S4-IR 准分子激光机，或带有角膜像差的引导功能的阿玛仕准分子激光机。

同样，其他较为重要的检查设备也要参照类似的原则进行采购。比如，角膜地形图，最好是采购 Pentacam 这种主要用于筛查圆锥角膜的标准设备，其他类型的设备，尽管也有类似的功能，但是在一些较复杂的情况下，这些设备呈现的图形或给出的数据是模糊的。所以如果设备功能不佳，不能给出较为精确的诊断结果，就有可能会影响屈光中心的业务，即部分患者因地形图可疑而无法进行手术，另一些患者则因异常问题没显示出来，反而会误做了手术。对一些普通的设备，虽然未必需要进口品牌，但为了便于使用，应该尽量选择相对高端一些的产品。这样的定位和设备采购，必然需要大量的资金预算，但可以使屈光中心在硬件上达到高端的水平。

屈光中心需要的大型设备尽可能一次性采购完备，并且最好由同一家设备生产或销售商打包供应，这样可以得到最好的采购价格。

总之，要尽可能采购中高端设备，去除屈光中心营建初期的将就心理。如果以将就的心理选购了一些低端设备，那么，当屈光中心未来的业务量快速增加时，就会因设备的功能不佳而苦恼。通常一家屈光中心的设备采购资金占前期资金总投入的 50%~60%。

（三）装修预算

装修本身是一个比较复杂的问题，这一部分的预算很难给出一个确切的额度。要根据屈光中心选定的租赁场地，以及装修所要求的标准而来做预算。

租赁场地方面，如果场地是一个很好的写字楼类的区域，或者场地原来就是医疗类的诊所，那么装修就相对比较简单。但是，如果租赁场地之前是一个饭店，那么它的装修就比较复杂，因为场地的内部结构很可能与屈光中心的要求差距较大，整个布局就要重新规划。内部建筑需要全部拆掉，重新改造，甚至很多功能区域还要搭建。这种情况不仅装修工期会比长，而且预算费用也会很高。

室内装修标准方面，以现在的私立医疗机构来看，如果要达到中高端的装修水平，在没有大拆大建的情况下，每平方米的普通装修加办公家具费用至少要按3000~4000元的价格进行预算。特殊的装修必须包括手术室层流的装配、独立空调的安装、污水处理等大项目支出。其中，层流手术室的装配预算在100万元以上，才有可能达到真正的恒温恒湿净化手术室标准。当然，不同规模的屈光中心层流手术间的设置数量也不同，通常需要设置两个，规模较小的屈光中心可能只设置一个，规模较大的屈光中心可能需要设置3个甚至4个。根据层流手术间设置的数量，其装修预算也自然大有不同，因此需要提前根据自身的需要做出合理的规划。另外，层流手术间的等级或标准是另一项重要的预算参考内容。层流手术间根据空气洁净度的不同可以分为百级、千级和万级等。如果计划开展内眼手术（ICL晶状体植入术）的话，就需要设置高等级的层流手术室（百级），而如果仅仅开展角膜屈光手术的话，可以使用低等级的手术室（千级或万级）。手术室等级越高，相对的预算费用也会越高。如果计划设置多个手术室，我们建议高等级和低等级手术室同时设置，这样的话，虽然费用预算会高一些，但可以为日后业务的扩展留出余地；否则，一旦装修完成，将来很难更改。

另外，建议在装修手术间时，增加额外的空调设备。因为飞秒激光机对于手术室温度的要求非常高，常规的层流手术间的空调一旦遇到特殊情况（如夏天高温时）很难保证恒温的要求。所以，这一部分预算也应该考虑进去。

二、运营预算

运营实际是贯穿整个屈光中心的建设和营业之中的。虽然屈光中心大量的运营工作是在业务实际开展之后，但若想保证屈光中心在建立之后就能够很好地快速开展工作的话，就应该在筹建之初进行部分的运营工作，例如市场运作等。而运营资金的预算则是运营工作开展的重要保障。运营资金预算通常要根据下列内容进行考虑和规划。

（一）业务结构

屈光中心建立的规模、定位和发展目标不同，其业务范围和结构也会有一定的差异。所以，屈光中心需要根据自身的业务结构情况，作出合理的运营预算。当然，屈光中心后期的业务结构也会随着前期的运营结果做出一定的调整，所以在做运营预算时，还需要结合新一年的市场研判、人员的调整、新技术的引进和业务开展以及目标任务的变化等，调整各项业务的收入预算占比，据此制定出各项目的预算方案以及各项业务开展的耗材成本的预算，调整营销的投入方向，测算各类营销方式的投入产出比等。

（二）制定各岗位人员编制

岗位人员的编制主要取决于屈光中心所要开展的业务范围和规模，也要兼顾屈光中心未来发展的需要。这一部分的运营预算，要根据每年岗位人员的编制情况，测算出较为固定的人工成本，制定当年绩效提成政策及业绩占收入的比例的控制范围。

需要注意的是，在业务开展初期，一般都会遇到预想的业务规模大于实际的业务规模情况，这就会导致人员的冗余。如果短期内无法提升业务量的话，最好是减少人员的编制，控制人员编制的经费预算。当然，随着屈光中心的实际运营，会出现因为市场的变化和新业务的开展等，业务量明显增加的情况，此时，除了提高原有人员的单位产出比，即提高工作效率以外，还可能需要扩大人员的编制，招聘新的员工，因此就需要增加人员成本的预算。

（三）固定资产采购计划

随着屈光中心业务规模的发展和业务范围的变化，整体业务结构也会出现相应的变化，原有的固定资产也需要及时调整配置利用。所以，屈光中心每年都需要定制固定资产的采购计划，做好成本预算，并且还要预计出固定资产折旧对总成本的影响。比如，根据业务情况的需要，可能需要采购新的仪器设备，或者补充不足或损坏的仪器设备等，这些设备采购产生的费用都属于运营预算的一部分。私立机构的一大优点就是可以快速适应市场的变化和实际的需要，对业务结构做出及时调整，从而决定引进、采购新设备，所以固定资产采购计划也是运营预算的一项重要内容。

（四）预测其他新增费用

当屈光中心的业务量增加到一定程度的时候，原有的条件（如房屋的面积、设备的数量以及人员编制等）将很快达到极限状态。此时就需要根据市场发展的研判，来决定是否需要增加场地，并对由此带来的租赁、装修及改扩建费用，以及人员和设备增加等所带来的成本费用，进行预算。这一部分也是屈光中心运营中所应考虑到的预算。

（五）分析本年度与上年度的相应指数变化因素

三、收支平衡点的预测

收支平衡点的预测指的是实际盈亏平衡点收入/预算盈亏平衡点收入。收支平衡点的预测包括下列几项内容：

（1）将整体收入按业务类别分明细列小项，每个明细小项按其占总收入比例设置。

（2）将成本按财务管理的要求，划分为固定成本和变动成本。固定成本包括房租、物业、水电费等，以及各项费用的摊销、固定资产折旧费、人员固定薪酬、月均日常费用、营销费用等。变动成本包括各明细项目的直接材料费用，各明细项目直接成本按其占总直接材料成本的比例设置。

测算公式：

净利润 = 销售收入–固定费用–直接材料–业务提成；

盈亏平衡点收入 = 月总收入/各个明细直接材料成本占收入比与系数乘积之和。

根据每个月实际的盈亏平衡点收入与预算盈亏平衡点收入对比，我们找出可以分析影响收入结构等的各项因素，分析固定费用、直接材料等成本的高低变化因素。

四、财务数据分析

在企业经营数据分析中，财务数据分析是不可或缺的组成部分，其重要性也是不言而喻的。财务数据分析包括营业收入与利润占比分析、净利润分析、收入各项占比分析、成本项目比重分析、各类营销费用投入产出比的分析等内容。在进行这些数据分析时还要进行垂直分析、纵向分析、趋势分析和比较分析等。

（一）营业收入与利润占比分析

横向分析是将实际收入与预算收入进行对比分析，纵向分析是将实际收入与上年同期的数据进行对比分析。

此外，还有营业收入预算定制分析、营业收入实际完成情况分析、营业收入预算与营业收入实际完成情况的对比分析等。

（二）净利润分析

净利润分析是指当期的预算与实际完成的月度对比分析，横向分析预算是了解其合理性，纵向分析是与上年同期的收入进行对比分析。

（三）收入各项占比分析

全年各项收入占比分析，是指与上年各项收入占比的对比分析，目的是分析本年度的结构调整是否符合市场预期。

（四）成本项目比重分析

成本项目比重分析指的是全年各成本占收入比的分析，此外还要进行与预算相同指标的对比分析，以及与上年同期的对比，并分析变化的因素。

（五）各类营销费用投入产出比的分析

这一项分析指的是营销费用的投放渠道对效果的分析以及对投放方向的分析。需要对所有投放的产出比进行分析。

收入来源的分析，还涉及人员结构、人员年龄层次等各类因素分析等。

五、人工成本预算

（一）人工成本预算

对于一个屈光中心的运营来说，日常人工成本是非常重要的，需要认真做好预算。做好人工成本的预算工作，需要对人工成本占收入比重指标进行控制，并做好岗位人员的定编工作。

然后，需要根据当年的预算收入，预测出当年工资的涨幅比例，制定出完善的绩效奖金政策。要根据不同的岗位制定出不同的绩效奖励政策，需要遵循的基本原则是对一二线岗位及重点科室按一定比例给予政策倾斜。

（二）工资总额的控制

需要对中心的总体工资总额占全年总收入比重进行控制，同时还要按月份进行对比分析，随时进行调整，年终时要分析全年的执行情况。

在进行人工成本预算和定薪预算时，要做到数据的客观公允，且绩效考核政策要相对公平。

六、各种经营税费的预算

屈光中心要按照行政审批的经营范围和税务部门所核定的不同服务、不同产品的税率，利用财务操作系统设置区分应税项目、免税项目及税率，然后按照规定分别计算清楚，合理避税。按照相关的规定按时缴纳各项税费及各项基金等。在此需要注意的方面主要包括：

（1）流转税，做好各个环节的精确计算。

（2）所得税，做好收入成本费用的准确核算。

（3）个人所得税，准确核算出每名员工的出勤、补助、绩效、社保、专项扣除项目等涉及的个人利益。

第十三章

市场竞争的排头兵——市场营销

所谓医疗机构品牌就是借助某种医疗产品或医疗服务，使自家机构区别于其他机构，由此形成差异化的竞争优势。所以，只有能够帮助患者建立就医信心并努力营造医疗机构的口碑，将医疗机构创建成为相关医疗领域的品牌医疗机构，才会成为患者就诊的首选对象。

医疗机构品牌包含 4 个方面：独立医生品牌、医生技术品牌、医疗机构文化品牌、医疗服务品牌。本章将对这些内容结合实际工作经验进行相关阐述。

医疗机构品牌的建立通常包括 4 种途径：网络营销、第三方营销的管理、视频内容管理、品牌建设。

一、网络营销

（一）医疗机构官方网站搭建

医疗机构官网是医疗机构所有的信息内容的展示平台，包括机构定位、医生简介、特色项目、案例展示等。

搭建医疗机构网站通常需要文案策划人、网页设计师、网站技术工程师和网络编辑共同协作完成。

建立医疗机构网站首先需要在万网申请网站域名，然后在阿里云进行 ICP 备案，同时登录北京卫生信息网医疗广告管理栏目下载《医疗广告审查申请表》《医疗广告成品样件》进行填写并进行网上申报。

完成以上工作以后就可以进行医疗机构网站的主页设计及制作了。医疗机构网站的主页设计要在传递医疗机构品牌形象的同时，也让患者能够通过主页快速找到包含详细医疗机构信息的页面，了解医疗机构的具体情况和服务内容。因此医疗机构网站主页面的设计需要包含一些基本元素，例如医疗机构的标志、信息搜集框、全局导航条、科室分类、动态新闻、推荐信息、网站地图等，全局导航条包括医疗机构概况、案例分享、专家简介、科室设置、重点项目、荣誉奖项、内部环境、视频展示、地理位置及乘车指南、联系方式等基本内容。

网站所包含的视觉元素有文字、图片、标签、表单、列表、多媒体等，这些元素是网站外观设计的组成部分，要服从于网站的整体风格需要。用好网站视觉元素，能更好地指导和协助患者完成网站上在线的任务流程，使患者获得良好的在线体验。

（二）新媒体品牌营销——组建互联网专家品牌阵营

当今时代，已经不是“桃李不言，下自成蹊”传统医疗时代。在医患信息极为透明的社会环境中，医疗机构营销应该是引导社会大众形成正确的医疗服务价值导向，并使患者对疾病治疗和预防的需求得到满足。医疗营销最核心的就是能够让患者在面对医生时产生信任感。所以民营医疗机构可以组建自己的互联网阵营，建立独立品牌的专家团队，让患者可以直接和医疗机构医生在互联网上面对面沟通。但是在当下万物互联的新时代中，网红医生大量出现，很大程度上存在同质化的问题，怎样解决这一新问题，怎样使医疗机构的医生成为患者心中非你莫属的医生，这应该是医疗机构市场营销亟需解决的问题。

医疗机构在组建专家阵营的时候，需要对专家进行精准人设包装。而人设包装最核心的一点是找出目标人群，从人性的角度分析目标人群需求，并以此为出发点，规划目标人群与医生之间情景化的互动性内容，让目标人群和医生建立起有效的互动连接，同时医疗机构能够通过这种互动收集目标人群反馈的信息，并制定出不同年纪、不同消费阶层和潜在群体的个性化需求标签。

医疗机构在网站进行纯粹的线上服务不能解决全部的健康问题，而纯粹的线下服务又不能完全满足患者就医便捷性和医疗消费实惠性的需求，所以最完美的解决方案就是线上、线下服务结合。患者线上咨询，医生及时提出解决方案，而对于不能线上解决的问题，患者也可以直接到医疗机构就医。

（三）线上的互动到线下的转化

从线上互动到线下的转化需要经过以下几个阶段。

1. 数据处理

衡量网站内容质量的指标就是阅读量，也就是被阅读的次数和互动量（点赞、转发、评论、私信等）。根据数据的对比和分析，我们可以找出用户的阅读时间和习惯。

2. 访客引流和触达

不同的访客引流方式有不同的结果导向，受众及用户喜爱程度也有差异。搜索、帖子、视频、平台传播等，不过归根结底就是触达用户。触达用户要遵循“三有原则”，即有兴趣、有用处、有共鸣。

制作出满足用户需求或与用户需求相呼应的内容，使用户在碎片化阅读中停留更长时间，产生更高的留存率（阅读量），同时用户的互动行为也会为内容本身制造热度，更对可能看到内容的用户产生一定的导向作用。

留存量如何形成线下的转化，这期间患者对医疗机构和医生的信任是少不了，不论是网站信息的呈现形式，抑或是及时有效的互动，无一不是逐渐获取患者信任的途径，其中最重要的就是“服务至上”。在这个隔着屏幕获取信息的时代，线上获取信任要比线下难得多，抛开品牌效应，精细化的线上服务必不可少。要以患者的需求为前提，想其所想，急其所急，顾其所不及。医生的亲和力是最具感染力的能力之一，除此之外，医生对产品的了解也尤为重要，医生需要解答用户对产品的疑问，并为用户提供个性化的服务。

（四）沟通方式的重要性

对于医生而言，同质化问题可能每天都要回答上百次，他们的回答往往比较干脆和简洁；而对于患者而言再小的问题都是他们的盲区，他们希望医生可以详细地讲解。所以在自媒体运营的时候，医生对患者问题的回复不仅仅是治疗患者的技术性行为，还是让患者在得到医务人员理解和获取专业知识的保证下，情绪得到释放和缓解的情感性行为。

所以要改变传统的干脆简洁的沟通方式，用情感与患者进行交流。

（五）患者留存

接受消费型医疗的患者和接受服务型医疗的患者最大的区别在于，前者不仅仅是为了治疗疾病，而是为了某种自我需求的满足。所以接受消费型医疗的患者有一部分是需要对其进行心理建设的，我们称为患者转化的“最后一公里”，在这“一公里”中患者考虑的是医疗机构医疗行为的安全性、效果、医生技术、价格、医疗设备的选择等。

转化的“最后一公里”的关键不是患者的满意度，而是患者的体验感，包括整个就诊流程（诊疗前—诊疗中—诊疗后）的感受。因此，医疗机构要从患者切身的感受出发来审视患者的整个就诊流程，要打破传统，重新规划患者体验流程，尽量做到整体服务的体系化。

二、第三方营销的管理

第三方营销通常指医疗机构通过第三方 App 进行营销的模式，这就要求实际运营者熟悉主流客户群，懂得营销导流的技巧、方法，并能够吸引到客户群，从而实现初诊咨询客户的有效转化。第三方营销主要有小红书运营、好大夫运营、大众点评运营等。

（一）小红书运营

小红书成立于 2013 年，最早是以内容分享为主的内容社区平台，应该算是创建了一种互联网社区的新模式。经过近 10 年的发展，逐渐打造出了一条由“用户—内容—商家—消费”形成的闭环链条，成为了一家比较成功的社区电商平台。对于服务行业的商家来说，可以利用小红书来做品牌形象和口碑的构建，通过用户对于商家服务内容的分享，达到宣传商家，引导用户到店消费的目的。

小红书目前已开始拓展业务板块，不仅可以支持普通用户创作，还逐渐开放了医疗机构号的搭建功能，但目前暂时未开放医疗机构医疗机构号的认证。那医疗机构该如何运营小红书呢?

首先，建立内容矩阵，包括素人博主、网红医生、商家账号等。设立素人博主的作用是鼓励和引导顾客在小红书分享自己的就医体验，通过大量第三方优质口碑的积累，使品牌信息更好地触达用户，建立用户对品牌的信任感。

设立网红医生的作用是要通过打造医生的人设，弱化医疗机构标签，在医疗相关领域树立权威，起到圈粉作用，建立医生品牌。

设立商家账号的作用有三:其一，通过品牌身份创作相关内容，打造品牌形象。注意不要违反平台规定，以免影响用户对账号的印象权重;其二，粉丝互动。管理笔记下的评论，及时答疑互动。此外，可通过抽奖/粉丝福利等吸引粉丝，促进粉丝活跃;其三，管理自己的笔记。用户笔记相当于对医疗机构的评价和背书，及时互动，及时解决差评，以免损害品牌形象。

（二）好大夫运营——形成医生口碑

好大夫网站建立于2006年，是国内最早成立的互联网医疗平台之一。它拥有9000多家线上正规医疗机构的超过60万名医生的信息资源，其中直接为患者提供服务的医生已超过20万名，而且三甲医疗机构的医生占比接近78%。如此庞大的专业医疗团体，确保了好大夫平台在普通患者中的医疗权威性和医疗口碑，也受到医生和患者的共同信赖。

早期，好大夫网站主要以网页版为主，其后又开发了好大夫在线App、PC版网站、手机版网站、微信公众号、微信小程序等多个相关平台，开展的项目包括：医疗机构/医生信息查询、图文问诊、电话问诊、远程视频问诊、门诊精准预约、诊后疾病管理、家庭医生、疾病知识科普等多个业务版块，可以便捷快速地解决线上、线下的各种医疗问题。因为有庞大的三甲医疗机构医生群体背书，所以好大夫平台拥有极高的权威性。

那么医生该如何入驻好大夫平台呢?

一般2级及以上公立医疗机构在职的执业医师，只需提交身份证、执业证，经过好大夫平台与医疗机构、科室核实信息后即可开通。如果是民营医疗机构的医生，需提交医疗机构的详细信息进行审核，有一定的资质审核要求，通过审核后也可入驻。

入驻之后该如何运营，其实应该是很多医生需要认真对待的问题。尤其近几年短视频时代的到来，各类科普信息越来越碎片化、娱乐化，好大夫平台也踏入短视频科普的竞争行列。一方面，短视频将知识传播通俗化、简洁化，这一方面点燃了患者了解学习疾病知识、各种治疗方法、原理等的热情；另一方面依然没能解决患者咨询难、就诊难、见名医难等问题。在这种情况下，好大夫平台先后开发了手机端患教课堂（短视频为主），并开通了直播间，通过视频分享、直播答疑等形式，打破了医疗科普传播的壁垒，不仅利于医生品牌建设，吸引流量，提升患者对医生的信任度，也拉近了患者与名医的距离。

综上所述，好大夫平台相当于为每一名医生搭建了一个专属的医疗平台，医生完全可以依靠平台加速个人品牌建设，通过在线图文咨询、电话咨询、视频咨询等，与患者建立联系。如果得到患者的认可，就很容易把线上的患者变成“粉丝”，进而可以把需要线下进行面诊、手术的患者引入自己的医疗机构或者个人工作室。另外，在患者完成治疗离开医疗机构以后，还可以通过浏览科普文章、观看视频，或对用药、病情进行咨询，很方便快捷地和医生保持沟通，实现了医疗服务线上线下的完美闭环。

这些患者在体验过满意的医疗服务后，在平台留下好的反馈——给医生感谢信、好评等，而这些好的反馈会在线上不断积累，有利于医生个人品牌的塑造和口碑的传播，也更利于得到新患者的认可和信任。

（三）大众点评运营

如果说通过好大夫平台主要可以做医生品牌塑造的话，那通过大众点评平台则主要可以做公司品牌的建设。

大众点评网建立于 2003 年，可以算是国内最早的第三方消费点评平台，也是一个餐饮、娱乐、生活、服务等内容的本地搜索和分享的互联网社区。因为发展得早，积累了大量真实的用户消费体验，也逐渐成为很多人日常生活消费选择的参考平台。

基于大众点评网站的特点和优势，在其平台上的商家口碑越好，就越能吸引更多的客流。因此，医疗运营机构开设一个大众点评网的店铺，对商家的营销而言也是很重要的。

在大众点评上，店铺商品或服务成交的流程通常是：用户访问、浏览选择、在线咨询、订单成交。所以，店铺的展示内容的搭建是最重要的，也是最基础的。店铺的头像、视频、机构信息、团购项目、技术特点等多个内容版块，在设计上要尽可能完整美观，尽可能展示商家的优势和特点，良好的视觉体验也是提升店铺点击率和顾客浏览时长的重要因素。而且信息内容越丰富的店铺，在平台上权重越高，越有利于使商铺出现在浏览页面的优势位置。

在团购项目的设置上，大众点评的团购项目建议设置 3 个档位：

第一档位：设定 1~2 个引流项目，低价、超值，用于吸引客流。

第二档位：设定 3~5 个留客项目，中等价位、普通利润，确保线上销售额。

第三档位：设定 1~2 个高价项目，较高价位，提升商铺品牌的档次。

需要注意的是，在平台店铺运营的过程中，一定要想办法增加产品或服务的在线销量。项目销量可以提高浏览者对于某个商铺项目的信任程度，有助于提升消费者的消费欲望。

在平台运营中，鼓励消费者好评也是一个重要的工作。高星级能提升消费者对店铺的信任程度，从而提高消费者进店的转化率。每条评价都有一定的权重，顾客给店铺评价质量越高，权重越高，表明消费者对商铺的信任程度也就越高。比如点评超过 100 字，配图超过 3 张，搭配视频等都会获得较高的评价权重。平台系统算法很复杂，会结合注册用户的可信度、商户诚信度、评论质量、评论时间、评论量等来进行计算，而刻意地刷评价很容易被平台屏蔽。

运营平台还要做好线上咨询回复。电话要由专人负责，确保顾客来电不会被遗漏。在线咨询也要及时回复，最好是都在 1 分钟之内解答客户问题。这样不仅能够提高店铺在平台上的综合排名，也能提高顾客对于店铺的信任程度和满意程度。

另外，要做好线上推广。要了解附近的竞品店铺与竞品项目，根据自己的广告预算做合适的推广方案。

总而言之，大众点评上店铺越好，品牌建设就越好，再配合优质的线下服务，店铺的好评和口碑就会越好，就可能吸引越多的消费者，更容易形成良性循环。

三、视频内容管理

短视频已成为最“杀时间”的移动应用，很多人对短视频的宣传内容深信不疑，各大医疗机构和医生都已纷纷加入短视频制作的浪潮中，那么一般该如何进行短视频制作和发布呢?

（一）微信视频号的特点

2020 年 6 月 22 日，张小龙在朋友圈表示，微信视频号的用户数目前已经达到 2 亿。微信视频号上线仅半年，用户数就达到了 2 亿，这一速度是惊人的。被用来与微信视频号做对比的同类短视频平台抖音，2016 年上线发展至今，用了 5 年时间，其在中国的用户数量超过了 5 亿。

微信月活用户超过 10 亿，微信拥有近乎全量的用户基数，几乎可以覆盖抖音、快手等平台用户群体。点击视频号的内容，用户能看到完整的界面，包括账号名称、发布时间、视频内容、多少朋友点赞、标题（类似视频的文字注脚）、外接链接、评论和点赞数。

微信视频号有很多特点，下面一一进行介绍。

（1）视频号打乱了信息流的时间轴。时间轴被打乱后，平台推送时间就没有了限制，用户所看到内容的时间也就不受限制了。

（2）视频号最长能发 60 秒时长的内容。可以用手机相机现场拍摄，也可以从手机已有的视频中选择，而视频时长最短不能少于 3 秒。

（3）支持上传静态图片。除了可以发视频，视频号还支持上传图片，用户在浏览的时候可以左右滑动图片，很像 Instagram 的界面。

（4）视频号是自动循环播放。这和抖音很像，不用用户点击，直接打开视频号，滑到哪个视频页面，视频就开始自动播放，播放完了，会自动循环。从运营的角度说，这对视频背景音乐（BGM）的要求特别高。较短的视频可以自动循环播放，那么就算画面不缺少美观设计，只要 BGM 够好听，就可以吸引观众，而且抖音上关于 BGM 的所有玩法都可以在这里实现。

（5）视频号点赞很重要。视频号每条内容的下面，会显示有多少个朋友赞过。和抖音一样，爱心点赞图标的位置很突出，而且保留了双击屏幕点赞出现爱心的交互设计。要特别注意，推给用户的视频内容，几乎每条都会有好友点赞，这一点站在视频号运营的角度来说，是非常重要的。

（6）微信属于强社交平台，因此短视频只是视频号的内容表现形式，对社交关系链的突破才是其核心。视频号内容可以发送给朋友、发送在朋友圈或者收藏，可以在微信的社群里传播。

（7）视频号可以添加超链接。这一功能打通视频号和公众号的连接。微信视频号所覆盖的内容领域已经十分全面，可谓各行各业都有。视频号在发布作品时是可以链接公众号文章的，这对于公众号自媒体运营者来说是很有利的，之前公众号付费阅读的收入是通过微信原有渠道下实现的，现在加上可以吸引公域流量的视频号，公众号自媒体运营者的收益还会不断增加。“视频号 + 公众平台 + 内容付费”是目前通过微信平台盈利的一套组合拳。

（8）视频号的标题是辅助表达的，可以显示三行约 65 个字，后面的部分会被折叠掉。虽然这种标题不会很醒目，但也可以引导大家点赞、评论和分享。

（9）视频号可以添加位置信息。目前并不清楚位置信息是否有利于带来流量，但我们建议在发布视频时最好加上位置信息。

（10）视频号可以生成二维码名片，在微信渠道进行推广。

（11）视频号的内容能被微信搜一搜搜索到。

（12）视频号一年可以改 2 次名字。

（二）视频号运营规划

1. 视频号 = 公众号 + 看一看 + 朋友圈

平台给用户推荐内容的后台机制越来越成为内容平台的竞争力之一，某种程度上，微信视频号集合了公众号平台、看一看和朋友圈三款产品的特征。

视频号入口与“朋友圈”并排存在，界面就像大号的朋友圈，视频和图文内容都能发布，好友能够优先看到。但是，视频内容的显示并不局限于用户好友所发布的，理论上平台上所发布的视频能向所有微信用户发布，只要订阅就能看到。此外，即便没有订阅有关的视频号，系统也会根据推荐机制，展示各种内容，推荐机制里就包含着类似于“看一看”的算法，或者类似于抖音的推荐算法。

2. 视频号最大的特性是基于熟人社交圈层的内容传播

所有短视频平台都希望能够做成社交平台，却至今未能如愿，而视频号本身就立足于目前中国最大的社交平台，这也是视频号与其他短视频平台最大的差别。

相对于抖音、快手，视频号是基于熟人社交圈层传播的特性，意味着其有更加精准的圈层影响力。因此，视频号和合适的工具组合就可以形成一个商业闭环链条。所以，视频号并不以用户导流为主要，而是把流量正向循环并且转化。所以短视频矩阵则成为引爆现象级营销的加速器，账号、流量和运营手段的排兵布阵也是短视频矩阵成败的关键。

账号——每一个短视频账号背后都是一个可以和粉丝沟通的“人设”，以“嘉悦官方视频”为例，它在微博、抖音、知乎等平台都有各类小号与主账号呼应，可以形成话题互动。

流量——如果说账号是短视频矩阵的基础，流量就是短视频矩阵连通、引爆的利器。账号矩阵下，除了为主账号要至少保证 1~3 个渠道引流外，还可以帮助其他账号建立、输出人设，从而形成流量。

运营——话题和内容的打造是矩阵成功的“锤子”，横向建立多元人设，还是深耕垂直领域把一个“人设”打造丰富、立体，是账号运营需要考虑的问题。在“嘉悦官方视频号”的矩阵下，既有横向的多元专家人设（不同的专家号有不同的方式、生活、专业等），又有以专家为中心的立体化人设。通过短视频矩阵可实现话题、流量的打通，建立个性化的内容壁垒，实现跨平台引流，同时也可满足用户等多元诉求。

微信短视频矩阵的布局其实是一种精神产品的创造，是与人心连接的过程。丰富、多元的内容，有深度的话题，与实体店的连接，可以塑造、传递品牌的温度。

（三）抖音“DOU+”计划

除了视频号外，还有其他的视频平台可以实现视频运营，如抖音“DOU+”。

“DOU+”是一款视频加热工具，购买并使用后，可实现将视频推荐给更多感兴趣的用户，高效提升视频的播放量与互动量。

1. 用途

增强曝光，提升人气：增加视频曝光，更大范围地获得作品关注，提升人气。

提升互动，强效聚粉：激发更多潜在粉丝及兴趣用户的互动行为，拉动粉丝关注量提升。

原生展现，高能引流：在信息流中自然展示主播直播状态，为直播间带来更多流量与围观。

灵活投放，为爱助力：不仅可以投放自己的视频，还可以为喜欢的账号代投。

2. 投放类目

速推版：可设置智能覆盖人数（覆盖人数影响预算），可选择（提升点赞评论量或提升粉丝量）。

定向版：可选择提升点赞评论量或提升粉丝量，可选择投放时长（2 小时、6 小时、12 小时、24 小时）；可选择推荐给我的粉丝。

可自定义预算（系统默认 98 元起，自定义 100 元起，预算影响覆盖人数）。

3. 要实现的投放目标

产生高级互动：平台综合优化了所有互动行为，包括粉 / 赞 / 评 / 分享 / 进入主页 / 视频上其他功能的互动等行为，可以产生高级的互动行为，营造良好的平台环境。

提高点赞、评论量：提升用户对视频点赞、评论等互动行为的数量。

增加粉丝量：主要满足有涨粉需求的用户，以提升关注度为目标。

4. 投放方式

系统智能投放：平台系统根据视频内容，个性化推荐给潜在兴趣用户。

自定义投放：运营方可以根据目标人群特征，选择性别、年龄、地域以及兴趣等标签进行精准定向投放。

达人相似粉丝投放：推给达人粉丝及粉丝相关人群，触达更精准的目标受众。

5. 投放时长

有 2 小时、6 小时、12 小时、24 小时 4 种选择。

6. 收费标准

订单投放金额 100 元起，系统根据投放方式预估相应播放量。当然，系统会自动推荐最低的 98 元投放金额，可以手动选择推荐给 5000 用户，金额为 100 元。

四、品牌建设——医疗机构 VI

医疗机构的市场营销规划，也可以通过 VI 来实现。在此对医疗机构 VI 的运营方式进行介绍和论述。

（一）背景介绍

视觉是人们接收外部信息的最重要和最主要的通道，所以医疗机构形象的视觉识别是最直接的传播。

人们很早就开始探讨使用视觉要素来树立商品和医疗机构的形象，

但是，这些探索活动基本上都是分散的，并没有形成系统的、完整的、科学的设计规律和原则。

由于“二战”后欧美各国经济的迅速发展和国际市场的形成，医疗机构越来越注意到树立自己形象的重要性。20 世纪五六十年代，欧美各国都开始尝试将各种分散的视觉媒介和要素进行统一的整合设计，也就是所谓的 CI 设计。CI 的英语全称是“corporate identity”，即医疗机构识别，即让医疗机构内部的公司意识和来自公司外的医疗机构形象同一化的状况。

（二）什么是“VI”？

在美国发展起来的医疗机构形象设计系统，也就是“视觉识别系统”，英语是“visual identity”，简称“VI”。这个“视觉识别系统”被介绍到日本之后，日本医疗机构界和设计界进一步增加了所谓的“行为规范系统”，英语为“behavior identity”，简称为“BI”。后来又增加了整个医疗机构的管理、经营的规范，上升为管理规范，称为“观念识别系统”，英语为“mind identity”，简称“MI”，因而 CI 之后逐渐衍生出了“VI”“BI”“MI”3 种系统。

VI 是 CIS 系统中最具传播力和感染力的层面。人们所感知的外部信息，有 83% 是通过视觉通道到达人们意识中的，也就是说，视觉是人们接收外部信息的最主要也是最重要的通道。医疗机构形象的视觉识别，即是将 CI 的非可视内容转化为静态的视觉识别符号，以无比丰富的、多样的应用形式，在最为广泛的层面上，进行最直接的传播。设计科学、实施有利的视觉识别，是传播医疗机构经营理念、建立医疗机构知名度、塑造医疗机构形象的快速便捷之途。

（三）“VI”的重要性

视觉识别是CI系统中最强大、最具传播性的系统，它很容易为公众所接受。在CI设计系统中，视觉识别（VI）设计是最外在、最直接、最具感染力的部分。VI设计是医疗机构标识的基本要素，医疗机构内在形象就是通过VI统一设计的，并以此来传达医疗机构的精神和管理理念，并有效提升医疗机构及其产品的知名度和对外形象。

因此，医疗机构识别系统是建立在视觉识别系统的基础上的，并且可以充分体现医疗机构所认同的基本精神理念，使医疗机构产品品牌化，对促进产品进入市场起到了直接的作用。

（四）“VI”的内容

VI是以医疗机构标志、标准字体、标准色彩为核心的开发系统和视觉传达系统，代表了医疗机构的理念、医疗机构的文化特色和服务内容，以此来创造独特的医疗机构形象。

视觉识别系统的内容可以分为基本要素体系和应用要素体系两类。

基本要素体系包括以下内容：

标志，标准字，标准色，以及标志和标准字的组合。

应用要素体系包括以下内容：

办公用品：信封、信纸、便笺、名片、徽章、工作证、请柬、文件夹、介绍信、账票、备忘录、资料袋、公文表格等。

医疗机构外部建筑环境：建筑造型、公司旗帜、医疗机构门面、医疗机构招牌、公共标识牌、路标指示牌、广告塔、霓虹灯广告、庭院美化等。

医疗机构内部建筑环境：医疗机构内部各部门标识牌、常用标识牌、楼层标识牌、医疗机构形象牌、旗帜、广告牌、POP 广告、货架标牌等。

交通工具：轿车、面包车、大巴士、货车、工具车、油罐车、轮船、飞机等。

服装服饰：经理制服、管理人员制服、员工制服、礼仪制服、文化衫、领带、工作帽、纽扣、肩章、胸卡等。

广告媒体：电视广告、杂志广告、报纸广告、网络广告、路牌广告、招贴广告等。

产品包装：纸盒包装、纸袋包装、木箱包装、玻璃容器包装、塑料袋包装、金属包装、陶瓷包装、包装纸。

公务礼品：T 恤衫、领带、领带夹、打火机、钥匙牌、雨伞、纪念章、礼品袋等。

陈列展示：橱窗展示、展览展示、货架商品展示、陈列商品展示等。

印刷品：医疗机构简介手册、商品说明书、产品简介手册、年历等。

（五）确定医疗机构的“VI”

VI 设计是塑造医疗机构品牌的手段，这就决定了 VI 设计的视觉表现必须有品牌内涵的强大支持。VI 设计是品牌内涵的形象外显，每一个设计的细节都要为品牌服务，这才是 VI 设计的真正意义，从某种程度上讲，VI 设计又是一项长期的工作。

VI 设计不是机械的符号操作，而是以 MI 为内涵的生动表达。所以，VI 设计应全方位地反映医疗机构品牌内涵和经营理念。VI 设计不是设计人员的异想天开，而是要求具有较强的可实施性。VI 设计还要遵循风格统一、强化视觉冲击、强调人性化、符合审美规律等原则。

VI 设计一般分为准备阶段、设计开发阶段、反馈修正阶段、编制 VI 手册 4 个阶段。

准备阶段：一般会成立设计小组，由对医疗机构情况了如指掌的高层作为主要负责人，带领设计人员、市场调研人员、行销人员等进行头脑风暴，拿出设计的大致方案。

设计开发阶段：要进行有效沟通，相关人员要充分了解医疗机构文化、经营理念，设计人员要知道医疗机构的需求是什么、想将品牌设计成怎样的形象、产品或服务的独特卖点是什么等，寻找与 VI 的结合点，这些情况都了解以后再开始设计。

反馈修正阶段：是在 VI 设计基本定型后，再进行大范围的调研，根据调研信息反馈检验 VI 设计。

编制 VI 手册：一般就是 VI 设计的最后阶段了。

综上所述，视觉识别（VI）对树立医疗机构形象、增强受众认知度、宣传医疗机构文化等具有重要的作用。医疗机构应该根据自身情况，利用视觉识别的优势，有效地进行品牌推广。

第十四章

持久发展之利器——好口碑，口碑好

在眼科屈光中心的经营中，总会发现有的机构红红火火，有的机构却冷冷清清，而且机构的运营者还经常会吐槽患者越来越少。其实，存在于眼科屈光中心经营中的真相是：并非患者越来越少了，而是流向某一家机构的患者越来越少了。

对于眼科屈光中心而言，口碑就是人们对该机构医疗水平、服务、环境等方面的看法和评价。每一家眼科屈光中心的经营者都希望自己的产品和服务项目获得可观的收益，能用最少的投入得到最大的收益，这就要想办法解决眼科屈光中心发展过程中的瓶颈问题，为此，市场营销涌动着变革的趋势。而口碑营销就是为眼科屈光中心带来收益的关键。

一、口碑的作用

从消费者心理角度来看，决定人们消费行为的主要因素，不仅仅是他们手中拥有多少钱，更重要的是，人们头脑中的消费（价值）观念、自我体验、生活方式以及社会文化背景等因素。如今的消费者已不满足于单纯地体验产品功能和服务水平升级，更重要的是，体验生活方式和生活态度的升级，他们需要找到自己的存在感和个性化圈层。

事实上，良好的口碑是眼科屈光中心的一种荣耀，创造良好的口碑则是眼科屈光中心一种高效、低成本的营销手段。

因为良好的口碑，在同类产品或服务产生市场竞争时，对于广告宣传和朋友推荐的品牌，消费者容易对朋友推荐的产品或服务产生认知度、信任度，会主动选择和接受它。如果眼科屈光中心在营销产品或服务的过程中能够灵活巧妙地利用口碑的作用，必定会达到很多常规广告所不能达到的效果，由此降低市场运营成本。

普通消费者获取眼科屈光中心产品或服务信息的主要来源有两种：一种是眼科屈光中心所做的大众媒体广告宣传，另一种则是口碑宣传。目前，眼科屈光中心的大众媒体广告已经很普遍，到处可见，已经不能引起消费者足够的关注了，而且还存在着诸多难以克服的问题，尤其面对每天各类广告的宣传、推送，消费者已经麻木，甚至会感到厌烦，而某些眼科屈光中心的广告宣传还存在虚假信息或者夸大医疗效果，从而误导消费者，伤害了消费者对广告的信任，这就降低了广告宣传在消费者中的影响力。而依靠良好的口碑来进行宣传，则会增强眼科屈光中心产品信息的可信度，对吸引消费者能够起到不可忽视的良好作用。

英国 Mediaedge 实施的调查结果也表明：当消费者被问及哪些因素令他们在购买产品时更觉放心时，超过 3/4 的人回答“有朋友推荐”。在消费者的购物决策因素中，口碑效应占 54%。而从我们多年来的眼科屈光中心经营经验来看，也会发现如果能够踏踏实实做好细节管理，重视口碑宣传的作用的话，等患者量达到一定程度后，口碑患者量确实能达到总量的 50% 左右。当然，创造良好的口碑是一个日积月累、循序渐进的过程，绝不是可以一蹴而就的事情。这需要医疗从业者持续努力，不断改进和提升医疗水平，为患者提供更加人性化的服务，用实际行动来感动患者。

二、激发大众口碑

美国医生特鲁多的墓碑上有一句名言：“有时是治愈，常常是安慰，总是去帮助。”这说明，医学的最大价值不是治愈疾病，而是安慰和帮助患者。医学不是技术的产物，而是情感的产物；行医不是一种交易，而是一种使命。因此，只有让医学走出商业交易和技术崇拜的误区，医患关系才能回归本位。所以，眼科屈光中心营销的核心，不是占领用户的眼球，而是占领用户的嘴巴，靠用户的口碑来做好传播和营销。口碑与产品有关，口碑是最大的流量。但一定程度上口碑并不完全由产品决定，而是由眼科屈光中心与客户的关系决定。对眼科屈光中心来说，利用口碑传播来开展营销活动不仅是可行的，而且是低成本的。

口碑传播不只是简单地搞社区营销或者做单一的造势活动，与大规模的广告宣传及其他推广活动相比，由于口碑营销主要集中于教育和刺激小部分传播大众（小众）上，因此成本要低得多，且效果往往是事半功倍。事实上，在当今这个自媒体高度发达的时代，消费者的人性、个性和主动性更加彰显了出来，只要眼科屈光中心能以趣味性、娱乐化、大众化来吸引市场关注，以利他性、价值观、概念驱动、价值认同来诱导顾客消费，以创新性的思维来改变顾客固有的看法，并以此打破已有的市场平衡，在与客户的互动中引导市场和消费者对眼科屈光中心自身产品特点的关注，就能创造新的商机，赢得更大的发展。

口碑营销对于任何一个行业来说都是适用的，具体到眼科屈光中心来说，良好口碑的源头就是曾经来院就诊的患者，他们对眼科屈光中心的评价与反馈对于潜在患者而言，是极具参考价值的。

三、眼科屈光中心做口碑营销的优势

口碑营销对于很多机构都是适用的，尤其对于眼科屈光中心更是有着特别的优势。

（一）接受度高

口碑宣传通常是在亲友、同事或自己信任的人之间面对面的传播，人们自然对此有较高的信任度，所以很容易让人信服、接受。此外，一般来讲，口碑传播的双方大多生活在同一社会背景之中，在文化、观念、意见和价值判断上会比较接近，因此消费意识也易于相互理解和认可。所以口碑宣传在人们之间会有较高的接受度。

（二）费用低

良好的口碑不仅能扩大眼科屈光中心的市场占有份额，也能为眼科屈光中心的长期发展打下基础，还可以节省大量的广告宣传费用。眼科屈光中心如果可以拥有良好的口碑，那么由此在患者之间进行自主传播的效果比广告要好很多。

在互联网时代，广告宣传越来越没有效果，靠广告推广眼科屈光中心变得越来越难，成本也变得越来越高，所以寻找其他的机构宣传途径势在必行。而客户的口碑则基本不需要成本，所以应该是一种很好的宣传途径。

（三）印象深刻

口碑宣传是发生在聊天之中，而聊天一般都会有一定的场景，在特定的场景中，人们对于他人口中宣扬的某产品或服务宣传就会有比较深刻的印象。体验过的顾客一般会把自己的亲身感受当成故事讲述给听者，这样听者就很容易在脑海中对某产品或服务形成良好的印象。这也是口碑宣传的一大优势。

（四）针对性强

当眼科屈光中心的产品或服务能获得患者及其家属的普遍认可时，那就可以让眼科屈光中心形成良好的口碑，并得到很好的传播。口碑营销具有很强的针对性，并不像广告那样有规定的形式而千篇一律，从而忽视接受者的个体差异。

口碑借助人们日常的沟通方式，在有互相了解基础的群体中进行传播。这种状态下，信息的传播就是有针对性的，眼科屈光中心的口碑宣传就有了具体的对象，大多也是听者所需要获取的信息，这样会使听者更感兴趣，因此口碑宣传更加具有说服力。

口碑宣传与广告宣传最大的区别在于，口碑直接决定眼科屈光中心在大众中的形象，而广告仅仅是一种宣传，形成了良好的口碑就说明人们对眼科屈光中心的产品和服务都比较满意。

四、眼科屈光中心如何做好口碑营销

口碑对于一家眼科屈光中心有诸多的好处，那么该如何创造自己的口碑呢？这就需要眼科屈光中心做好两个方面：一方面要不断提高机构的医疗水平，提高医疗质量，并做好患者的服务工作，重视医患沟通，形成和谐融洽的医患关系；另一方面也要做好口碑营销，有规划、有策略地进行口碑宣传。

提高医疗和服务水平，注重医患沟通。一家眼科屈光中心良好口碑的形成，其核心必定是过硬的医疗质量和令患者满意的服务水平。所以，要想拥有良好的口碑，一定要注重医疗质量和服务水平，要不断提高医疗团队和服务团队的整体业务能力，让患者享受到满意的医疗和服务。这一点是眼科屈光中心经营者一定要用心做好的事情，所以不需要过多叙述。

在这里强调的是医患沟通的问题。在众多的眼科屈光中心中，我们可以发现，一般口碑好的私立眼科屈光中心，一定会重视医患沟通的问题。

医患沟通是医生与患者对病情信息和治疗情况进行相互交流的过程。医患沟通是双向性的，互动、互补和互谅是良好的医患沟通能够进行的前提条件。从医生的角度来看，主要是一种医学理解的传递过程，是医生或眼科屈光中心在为患者健康着想的前提下进行的，医生或眼科屈光中心只有清楚地、准确地表达自己的意思，才能够使患者真正理解医生或眼科屈光中心的治疗方法、途径和效果等情况。在医患关系里，医生一句鼓励的话可以使患者转忧为喜，精神倍增，反之，一句不恰当的话也可以使患者抑郁焦虑，甚至严重影响治疗效果。想要做好医患沟通工作，就要有畅通的医患交流渠道，并认真尽职尽责地做好医疗服务，及时发现、解决医疗服务中存在的各种问题，并向患者做好解释工作，真正为患者提供贴心周到的医疗服务。

为了做好医患沟通工作，医生需要掌握一定的沟通技巧。医生与患者的沟通需要注意逻辑沟通和情感沟通，有效的沟通需要这两方面相结合。其主要原因在于医学的专业性很强，而患者也往往因自身的症状而带有一定的负面情绪。如果只通过逻辑沟通，只与患者“摆事实、讲道理”，那么服务态度会显得生硬、冰冷，也就很难使患者感到温暖，患者很难在内心真正接受医生或眼科屈光中心的治疗建议；而如果只依赖情感引导，患者将会认为医生或眼科屈光中心的说法毫无根据。因此，医生与患者之间成功的沟通需要将医学的逻辑和人与人之间的情感进行有机结合，这样才能做好医患沟通工作，才能逐渐在患者当中形成良好的口碑。

除了要为患者提供高水平的医疗和服务，注重医患沟通之外，还要有意识、有计划地进行口碑营销。口碑营销策划需要注意以下几点：

（1）定位眼科屈光中心、品牌的关键词以及口碑推广内容方向；

（2）提高眼科屈光中心、品牌信息收录率；

（3）提升眼科屈光中心、品牌关键词优化排名，获取行业竞争先机；

（4）提高眼科屈光中心、品牌口碑信息覆盖量，为品牌建设奠定网络口碑环境基础。

总而言之，在进行口碑营销策划时，不论是医疗侧重点宣传，还是医疗主题宣传，都一定要与眼科屈光中心的品牌相联系，因为口碑营销一定要有利于形成正面的口碑效应，而不能适得其反。这就需要眼科屈光中心在进行口碑营销策划时，注意对负面影响的防控，可以多准备几套营销方案，根据情况调整营销策略和宣传重点。

口碑是眼科屈光中心的无形资产。当一家眼科屈光中心拥有了良好的口碑，其知名度和美誉度都会得到提高，而随着时间的推移，眼科屈光中心在患者当中形成的良好口碑将会成为一笔巨大的无形资产——品牌资产，这将会对眼科屈光中心的长远发展有很大的促进作用。

第十五章

容易被忽视的重要环节——法律事务管理

法律管理工作是企业经营管理的重要组成部分，涵盖了全业务活动的合同管理、纠纷管理、知识产权管理及法律风险防控管理等多项法律事务，其主要任务是推动公司依法治理、保障规范运作、防范法律风险、维护公司合法权益。每个企业经营发展中，都不可避免地会遭遇各种法律风险，而在眼科医疗行业，面临的风险更是复杂多样的，因此，为防控风险、降低损失，必须重视法务管理工作。

一、法律工作概要

（一）法律工作的概念

法律工作是指公司经营活动中涉及法律事务的管理工作，包括但不限于法律咨询论证、合同、纠纷、外聘律师、授权、知识产权、法律宣传培训、合规性评价、法律风险防控等有关事项。

（二）法律工作管理原则

法律工作的管理原则主要是以事前防范和事中控制为主、事后补救为辅。

（三）法律工作管理方式

企业规模不同，对法律管理工作的要求也不同。从管理方式上来看，实践中主要有 3 种方式：一是由外聘律师全权处理；二是设置专职法律岗位或部门（如法务部）全权处理；三是以专职法律岗位或部门为主、外聘律师为辅来开展法律工作。不同的法律工作管理方式有不同的特点，企业应根据业务量的多少来选择。

将几种方式简单比较不难看出，由公司法务部全面直接介入全业务活动的法律管理相较于外聘法律顾问的方式，有以下优势：

（1）法律管理工作前移，大幅降低诉讼纠纷发案率。因为外聘法律顾问不可能审核公司所有合同和合同章用印事宜，而公司法务部可以通过前端合同审核降低风险，减少纠纷，从而提高工作效率。

（2）降低管理成本。外聘法律顾问费用的构成方式是基本费用加其他业务办案费，基本费用中只包含简单的合同审核、法律咨询等；起草篇幅较长的合同，出具法律意见书、诉讼等都是另外收费。如果一个公司每年合同量 1000 份以上，纠纷 50 宗以上，法律工作全部交由外部法律顾问完成，管理费用成本无疑将大幅上升。

（3）有效提升管理效率。直接交由外部法律顾问管理法律工作，发生紧急事项时，外聘律师无法及时回复的情况很常见，因为律师工作不受公司制度的制约，工作时间也不确定。公司设置自己的法务部就无此担忧，可大大降低沟通成本，从而有效提升管理效率。

（4）更好地保护公司机密。一般公司都有商业秘密，如客户资料、财务数据、医疗器械、设备价格等。单由外部法律顾问管理肯定有诸多不便，很多时候谁也无法确定，不在公司编制之内的外聘律师是否会同时接受竞争对手的委托。而公司法务作为公司员工会自觉地保护公司商业秘密。

二、法律事务管理内容

（一）合同管理

合同管理是指企业对以自身为当事人的合同依法进行订立、履行、变更、解除、转让、终止以及审查、监督、控制等一系列行为的总称。其中订立、履行、变更、解除、转让、终止是合同管理的内容；审查、监督、控制是合同管理的手段。合同管理应是全过程的、系统性的、动态性的。

合同管理应是企业法律工作的重点，因为所有的业务活动都可体现在合同中，合同作为企业各类经济信息传递和交换的重要载体和媒介，直观地反映了企业的经济效益。而通过合同行为的管理，可推动企业管理水平的提升。所以公司企业的合同管理也应当是自始至终的全过程、全方位、科学的管理，若能对合同实施有效管理，就会对企业管理水平和经济效益的提高产生巨大的推动力。

1. 管理职责

法务部作为公司合同综合管理部门，履行的职责包括：制订公司合同管理规章制度并组织实施；组织审查公司各类合同；根据需求起草合同，办理签约授权手续；对合同管理工作进行指导、检查、评价与考核；会同公司有关专业部门（如财务部）监督、检查合同履行情况；根据需求参与公司重大合同的法律论证、谈判和起草工作；组织编制、推广使用公司合同示范文本；在人员力量满足的情况下管理合同专用章；登记更新合同管理台账；督促合同承办部门每月归档合同文本及与履行、变更、终止合同有关的文件。

2. 订立合同

订立合同应当做到主体、内容、形式合法，条款内容真实、准确、齐备，权利义务明晰、适当。除即时清结的小额交易外，合同应当采用书面形式。公司及所属机构订立合同，签约主体应当是公司或已依法办理工商登记具有独立法人资格的所属机构。

订立合同应当按照选商、谈判、审查、授权或审批、签字盖章的程序进行。选择合同相对人，应通过比选和竞争方式选择最优性价比单位签约。

订立合同前，合同承办人员应当组织查验以下文件材料：合同相对人的相关资质证书及许可经营文件；法定代表人或负责人的身份证明文件，受托人的授权委托书；能够证明其履约能力的财务、经营业绩等资料；需要查验的其他资料。

订立涉及为公司及其他所属机构设定不竞争、市场承诺、知识产权许可等义务的合同，应当事先向公司主管领导（总经理或董事长）报告，并根据主管领导的要求及公司确定的方案开展合同谈判，未经批准不得擅自作出承诺。

3. 合同审查

重点是审核合同文本的合法性、经济性、可行性和严密性，关注合同的主体、内容和形式是否合法，合同内容是否符合企业的经济利益，对方当事人是否具有履约能力，合同权利和义务、违约责任和争议解决条款是否明确等，对影响重大或法律关系复杂的合同文本，可能需要组织财务部门、业务关联的相关部门进行多次审核。原则上，所有待签订合同应经专业、财务、法律三项审查。需要注意的是合同应当在交易发生前签订，避免先交易后签约。交易量难以确定的，应当在交易前与合同相对人签订框架协议，明确双方主要权利义务，单价或计价方法，意向交易量或暂定标的金额等主要条款。实际交易量的确认单应当作为框架协议附件。

合同审查过程中，发现相对人资质信息不合格的，终止审批，通知承办人另行选择符合资质的相对人。

4. 合同履行

合同履行应遵循谁承办、谁负责的原则。签字盖章后的合同方能生效，提交付款履行流程的合同必须是已生效合同，未生效合同财务人员不予付款。执行合同的部门是合同履行的责任主体。合同执行人员应当熟知合同内容，严格履行公司有关业务规定，合同执行人员不得擅自放弃或怠于行使权利，不得擅自承诺合同约定以外的义务。合同履行涉及的有关部门应当按照职责分工，协同做好合同履行工作，并对合同履行情况实施监督。

合同履行过程中发生变更，应当签订书面协议。变更协议应通过公司办公系统发起合同审查流程，审批通过后签订。合同内容双方全部履行完毕，合同终止。合同终止前，合同执行人员应当做好尾款和税费结算、未决争议及其他事宜的处理，不得遗留未决事项。

合同履行资料主要包括：合同订立和履行过程中形成的商务方案计划、资信调查报告、备忘录、确认书、协议、批准书、委托书、公证书、来往电文、正式合同文本和相关审批资料；有关合同修改、补充、变更、中止、转让、解除和调解、诉讼仲裁等资料，以及合同履行过程中产生的验收检验、付款凭证等有关凭证，以及公司档案管理部门认为有必要保存的其他资料和证据。归档的合同文本及资料应当是原件。没有原件的，保存复印件，并附书面说明。

合同履行管理主要是建立履行预警机制，要求各合同承办人员建立合同管理台账，检查合同履行情况，及时反馈履行异常情况，定期对已履行但未结算或未进行账务处理的合同进行清理，提出处置意见，及时通报。

5. 其他事项

理想完整的合同管理流程应是“合同立项→选商→谈判→合同起草→合同审查→合同签订→合同履行→履行终止→合同归档”，如何使法律管理工作涵盖到每份合同的每个环节是实践中最难解决的问题，网络信息化可以化解这个难题，但需要雄厚的资金实力和专业团队，一般中等规模企业很难做到。

眼科屈光中心作为小型医疗机构，合同类型复杂多样，要使法律管理工作覆盖完整的合同管理流程实属不易。退而求其次，抓住合同管理工作的重点，主要是做好合同签订前的合同审查工作和合同签订后的履行管理工作。

建议做到以下三点：首先是要做到制度到位，制定出符合本企业特点的合同管理制度，建立本企业示范文本库；其次是人员到位，配备或设立有相应业务能力的岗位人员；最后是执行到位，落实合同台账的记录管理，打通合同审核流程，及时反馈合同履行异常，以切实可行的操作规范强制各部门间相互联动配合，真正落地执行。

（二）知识产权管理

1. 概念

这里，我们借用国家知识产权局网站上的资料来诠释知识产权的定义。

知识产权不仅在国家层面得到保护，而且在国际上也受到保护。世界知识产权组织，管理 20 多部关于知识产权的条约。

什么样的智力创造可以成为知识产权保护的客体？一般认为，知识产权包括与下述内容相关的权利：

（1）文学、艺术和科学作品（版权）；

（2）表演艺术家的表演、录音制品和广播（相关权）；

（3）人类所有活动领域中的发明（工业产权）；

（4）科学发现（工业产权）；

（5）工业品外观设计（工业产权）；

（6）商标、商号和商业名称（工业产权）；

（7）制止不正当竞争（工业产权）；

（8）工业、科学、文学和艺术领域的创造性活动所产生的一切其他权利。

对于医疗行业，需要多注重原创作品著作权和企业商标权的保护。

著作权即版权，是指文学、艺术、科学作品的作者对其作品享有的权利（包括财产权、人身权），是知识产权的一种类型，它是由自然科学、社会科学以及文学、音乐、戏剧、绘画、雕塑、摄影、图片和电影摄影等方面的作品组成。我们眼科医疗行业运营中产生的原创营销文案、医生的原创科普文章、拍摄的模特图片和案例图片等都属于著作权保护范畴。

商标权，是指商标所有人对其商标所享有的独占的、排他的权利。在我国由于商标权的取得实行注册原则，因此，商标权实际上是因商标所有人申请、经国家商标局确认的专有权利，即因商标注册而产生的专有权。商标是用以区别商品和服务不同来源的商业性标志，由文字、图形、字母、数字、三维标志、颜色组合、声音或者上述要素的组合构成。

2. 管理

知识产权管理就是关于专利、商标、著作权的注册、取得与处置、许可使用，以及前述专利或商标异议、权属纠纷、侵权救济等事项的论证、审核与监督等全过程管理。我国与知识产权管理有关的部门主要是国家知识产权局。

3. 风险

近年来，商标与商号权利冲突的案件时有发生，而目前我国关于处理此类纠纷案件的规定多散见于各部门法律法规中，且不够细致。行政执法及司法部门对同类案件处理的结果也不尽相同，就目前的立法状况来看，也不能有效地预防及减少该类案件的发生。实践中，商标与商号的权利冲突主要有两种形式：一是将与他人注册商标相同或相似的文字作为企业名称的一部分（即商号）登记使用；二是将与他人在先注册企业名称中的一部分（即商号）相同或相似的文字，注册为商标。

企业在成立之初就应有意识地注册品牌相关的商标，登记著作权，有利于在品牌影响力达到一定程度时，相对顺利地采取维权措施。著名的乔丹商标权纠纷案以及无印良品商标权争议案都在警示我们，及早将品牌申请注册商标是很重要的。

（三）纠纷管理

1. 纠纷处理

纠纷管理是指对企业发生的各类纠纷案件的处置管理，包括诉讼和非诉纠纷。

无论是否设置了专职法务岗位，纠纷管理应是公司企业不能忽视的工作，应有行之有效的管理流程和处理方式。以一个设置法务部门的公司为例，单纯的诉讼、仲裁案件，一般行政收到后应转法务部，法务部阅卷后，了解基本情况，撰写书面案件情况汇报（含诉讼方案），报公司领导，领导批示后，法务部开始办理。

交外部律师办理的案件，由法务部组织和督促，应成立专案组，拟定应诉方案，定期召开案情分析会，组织证据收集、组织诉前演练等工作。

由法务部自行办理的案件，有 4 点需要注意：一是公司人员作为委托代理人参与诉讼案件或仲裁案件的，应经公司法定代表人特别授权，授权事项、时间要明确，以免超范围超时授权，扩大风险；二是案发部门业务经办人员应当根据司法文书的要求如实提供证据、证言，禁止在无法律专业人员陪同的情况下独立向纠纷相对方提供证言，以免被对方引导出具不利我方的证据，陷于被动；三是律师或法务部门（如有）处理纠纷过程中，应和各业务部门之间建立有效的协作互动机制，加强配合，要求各相关部门应当积极配合并提供必要的便利条件；四是纠纷处理完毕或者纠纷处理过程中，应开始有针对性地总结经验教训，举一反三，为今后的工作做好风险预警。

2. 关于眼科医疗行业多发纠纷管理

目前，眼科医疗行业最直观、最多发的案件纠纷是违法广告、网络（肖像权、图片）侵权、医疗纠纷以及劳动纠纷等，因此，需重点防范和控制的法律风险来自营销、医疗两大业务线和人力资源管理活动。

（1）严格控制违法广告和侵权纠纷的发生

作为消费医疗的眼科医疗行业有着极强的商业属性，可谓重度广告依赖者。目前，对眼科医疗行业广告行为影响较大、现行有效的法律法规主要是《医疗广告管理办法》（国家工商行政管理总局和卫生部共同发布，2007 年 1 月 1 日起施行）和 2015 年 9 月 1 日生效的《中华人民共和国广告法》，以及由国家工商总局发布、在 2016 年 9 月 1 日施行的《互联网广告管理暂行办法》。

《中华人民共和国广告法》制定并生效于 1994 年，后大幅修订，于 2015 年 9 月 1 日生效，因处罚之严厉、规定之严格被称为“史上最严广告法”，我们称为“新广告法”，“新广告法”出台后，有一批职业举报人随即应运而生。

“新广告法”较之《医疗广告管理办法》严格且处罚较重，虽然“新广告法”是《医疗广告管理办法》的上位法，且生效时间在后，但行政执法中如何适用取决于行政部门的自由裁量权，我们要注意的是《医疗广告管理办法》较“新广告法”处罚轻一些。

为防范控制风险，尽最大努力合法、合规发布广告，我们应了解并熟知以下要点：

① 医疗广告的概念。《医疗广告管理办法》第二条将医疗广告定义为“本办法所称的医疗广告，是指利用各种媒介或者形式直接或间接

介绍医疗机构或医疗服务的广告”。

② 医疗广告发布主体要求。非医疗机构不得发布医疗广告，医疗机构不得以内部科室名义发布医疗广告。

③ 严格的事先审查制。必须在发布前申请医疗广告审查，未取得《医疗广告审查证明》，不得发布医疗广告。《医疗广告审查证明》有效期只有一年，应当按照《医疗广告审查证明》核准的广告成品样件内容与媒体类别发布医疗广告。医疗广告内容需要改动或者医疗机构的执业情况发生变化，与经审查的医疗广告成品样件内容不符的，医疗机构应当重新提出审查申请。

④ 医疗机构广告可发布的 8 项内容：医疗机构第一名称、地址、所有制形式、机构类别、诊疗科目、床位数、接诊时间、联系电话。

⑤ 医疗广告禁止发布内容：涉及医疗技术、诊疗方法、疾病名称、药物的；表示功效、安全性的断言或者保证治愈或者隐含保证治愈的；宣传治愈率、有效率等诊疗效果的；淫秽、迷信、荒诞的；贬低他人的，与其他药品、医疗器械的功效和安全性或者其他医疗机构比较；利用患者（如对比照片）、卫生技术人员、医学教育科研机构及人员以及其他社会社团、组织的名义、形象作证明的，利用广告代言人作推荐、证明的；使用解放军和武警部队名义的；法律、行政法规规定禁止的其他情形。

⑥ 禁止使用“国家级”“最高级”“最佳”等用语，不过网络上流传的广告禁用词表并不完全准确，但有参考价值。禁止使用的绝对化用语应具有损害同行竞争者利益的可能性，如果对外宣传的产品或服务确实获得了国家级的荣誉或者被国际国家权威机构认定为“最佳……”是可以据实使用的。表达企业的经营理念或目标追求，如“顾客第一、诚信至上”等可以使用。

⑦ 需高度警惕虚假广告问题。“新广告法”对虚假广告作出了明确界定。一是以虚假或者引人误解的内容欺骗、误导消费者的广告。二是具体表现形式包括商品或者服务不存在的；商品的性能、功能、产地、用途、质量、规格、成分、价格、生产者、有效期限、销售状况、曾获荣誉等信息，或者服务的内容、提供者、形式、质量、价格、销售状况、曾获荣誉等信息，以及与商品或者服务有关的允诺等信息与实际情况不符，对购买行为有实质性影响的；使用虚构、伪造或者无法验证的科研成果、统计资料、调查结果、文摘、引用语等信息作证明材料的；虚构使用商品或者接受服务的效果的；以虚假或者引人误解的内容欺骗、误导消费者的其他情形。

⑧ 严厉的处罚力度。“新广告法”对违法广告加大了处罚力度，罚金人民币 20 万元起步，并对医疗机构发布虚假广告增加了特别处罚，卫生行政部门可以吊销诊疗科目或者吊销医疗机构执业许可证。

⑨ 禁止变相宣传的广告软文。要求有关医疗机构的人物专访、专题报道等宣传内容，可以出现医疗机构名称，但不得出现有关医疗机构的地址、联系方式等医疗广告内容，并且在同一时间段的同一媒体不得发布该医疗机构的广告。

广告侵权风险管控主要有以下几点需要注意：一是根据相关法律法规制订制度并不断完善，对外发信息设定红线，未经授权的明星大头照和比较图片绝不碰，没有证据支持的奖项和广告禁用词绝不用；二是对营销人员加强相关法律法规和国家工商局通报案例培训，督促提高风险防控意识，避免侵权风险和违法广告的发生；三是加强考核力度，以鼓励原创、杜绝侵权、谨慎转载为原则，强化审核，落实责任。

（2）重视医疗纠纷处理的特殊性

① 眼科医疗纠纷的特点

2018年10月1日施行的《医疗纠纷预防和处理条例》第二条规定，医疗纠纷，是指医患双方因诊疗活动引发的争议，包括但不限于因术后恢复、诊疗效果、费用结算、医疗服务态度等发生的争议。

从心理学层面来讲，眼科医疗纠纷具有难解性、复杂性、过程性等特点：不良医疗后果多发生在就医者手术后；医患双方的纠纷未能或不能通过当事人之间解释而消除分歧；绝大多数就医者及其家属仅要求通过经济补偿方式为最终解决的途径，不愿意通过行政或司法途径处理；医患双方关系具有不平衡的突出特点。大多数情况之下，就医者出于维护自身生命权、健康权、审美权、生命质量权等权益，而主动起诉医师及机构时，医方处于被动应付的地位；但在医疗责任与技术事故性质的解释和确定上，医方常常又处于主动和绝对性的地位。

② 处理原则

医疗纠纷的发生有其特殊性，在眼科医疗中，真正归类于医疗事故的纠纷并不多见，多为效果争议、恢复期不适等纠纷。我们倡导的处理原则是不回避、不拖延，客观地面对出现的问题，给患者一个切实解决问题的负责态度，不做无保障的承诺，也不做无底线的妥协。

应将医疗安全放在第一位，合法合规地进行医疗行为，术前与患者充分沟通，高度重视病历书写规范，确保诊疗流程完整规范，不留隐患，术后精心维护、督促换药复查要留有证据，以免在发生纠纷时因此类问题陷于被动。

当然也要针对纠纷患者特点进行处理。在我方无过错前提下，对于强势患者，如无理取闹影响到医疗秩序，及时报警；对于心理崩溃抑郁患者，须防止其自伤、自杀行为影响医疗机构正常运营，以情感关怀打动；对于敲诈类，毫不留情，断其念想，诉诸司法介入。

③ 医患纠纷中的举证责任的规定

医患纠纷有两种：一是医患侵权纠纷，根据《最高人民法院关于审理医疗损害责任纠纷案件适用法律若干问题的解释》规定，患方承担到医疗机构就诊、医疗机构存在过错、患方受到损害、医疗行为与损害结果之间的因果关系等举证责任，但可以对过错、因果关系等难以举证的专业问题申请司法鉴定。虽没有明确举证责任倒置，但是明显减轻患者的举证责任。医疗机构在履行告知义务、主张免责等特定情形下承担举证责任。二是医疗服务合同纠纷，医疗服务合同属于合同法调整范畴，患者可依据《合同法》提起违约之诉或违约和损害赔偿竞合之诉，应当适用“谁主张、谁举证”的举证责任分配原则，由患方自主完成以下四项举证义务：证明与医疗机构存在有“医疗服务合同”关系；证明患方存在有具体的损害结果；证明医疗机构存在有违反约定义务或者法定义务的违约行为；证明医疗机构的违约行为与损失结果之间存在某一程度的因果关系。

④ 医疗事故涉及责任

眼科医疗作为医疗机构，一般由卫生行政部门负责组织医疗事故技术鉴定工作的医学会组织专家鉴定组判定是否属于医疗事故，如确定为医疗事故，根据对患者人身造成的损害程度，将医疗事故分为四级：一级医疗事故：造成患者死亡、重度残疾的；二级医疗事故：造成患者中度残疾、器官组织损伤导致严重功能障碍的；三级医疗事故：造成患者轻度残疾、器官组织损伤导致一般功能障碍的；四级医疗事故：造成患者明显人身损害等其他后果的。在确定事故责任原因后，眼科医疗机构可能承担行政责任、刑事责任或民事责任。

⑤ 眼科医疗行业中医疗纠纷处理涉及的法律问题

目前，在我国，涉及医疗纠纷处理的法律法规主要有2部:《医疗纠纷预防和处理条例》和《医疗机构投诉管理办法》；涉及医疗事故处理的法律法规有4部:《医疗事故处理条例》《医疗事故技术鉴定暂行办法》《医疗事故分级标准（试行）》《医疗事故争议中尸检机构及专业技术人员资格认定办法》；涉及医疗损害赔偿的法律法规及文件有7部:《中华人民共和国合同法》《中华人民共和国侵权责任法》最高人民法院关于适用《中华人民共和国侵权责任法》若干问题的通知、《最高人民法院关于审理人身损害赔偿案件适用法律若干问题的解释》《最高人民法院关于确定民事侵权精神损害赔偿责任若干问题的解释》《司法部等关于加强医疗纠纷人民调解工作的意见》《最高人民法院关于审理医疗损害责任纠纷案件适用法律若干问题的解释》。

（3）关于劳动纠纷

对企业而言“打铁还需自身硬”，防范劳动纠纷的产生，制订切实可行的制度并执行到位是关键。实践中应重视四方面工作：一是薪酬管理工作，工资条明细应具体完善，明确工资标准、工资组成、发放时间、加班费、年休假工资、工资扣减等工资项目，保留好考勤记录、年休假安排通知、加班审批等凭证；二是员工离职流程规范工作，制定好解除或终止劳动合同的协议、离职证明、离职审批流程及相关表格，协商好劳动报酬、经济补偿金、赔偿金、社保费用、物品返还的相关内容，并且须签字确认，不配合签字的应留有视频、音频、微信或短信证据；三是绩效考核工作，通过明确细致的绩效考核的办法来考核、衡量员工是否胜任工作，应特别注意，即使员工首次被证明“不胜任工作”，仍需对该员工进行培训或调岗，培训或调岗后仍然被证明“不胜任工作”，才可解除劳动合同，并且需要支付经济补偿金；四是规章制度执行工作，明确“严重”违反规章制度的情形，员工的违规行为也要有充分的证据加以证明，建议对工作绩效考核标准化和规范化。

需关注的法律风险点：

① 招聘过程简单化、形式化，不注重入职审查应聘人员的有效身份证件、学历证件、等级证书、资格证书、技能证书等；

② 制度制定不完善、不规范或违反法律法规，未履行告知义务，未让员工学习并签收规章制度；

③ 员工入职未签订或延迟签订劳动合同，尤其是高级管理人员；

④ 未缴纳或拖欠缴纳员工社会保险费，这里还要注意各省市的具体规定；

⑤ 辞退员工缺乏相应的流程或违规操作；

⑥ 经营管理层及员工消极工作，无绩效考核激励制度或绩效考核激励制度不公平。

建立法律风险动态监控机制，实现对法律风险的全方位防控是企业法律工作的理想状态。但是，法律风险防控管理工作无论从深度和广度，还是从工作量和人员成本方面而言对于一般的眼科医疗企业都是难以承受之重，应是企业成熟稳定达到一定规模，且拥有一个强势专业的法务团队后才能全面开展。

第十六章
仪容仪表和礼貌用语

礼貌礼仪能够反映一个机构最基本的管理水准和从上到下的人员素质。良好的礼貌、温暖客气的话语、干净整洁的仪容仪表是对来访者最基本的尊重，也是为机构创造良好口碑的第一步。所以，作为一家医疗机构，一定要重视给人留下的第一印象，这也是决定能否留住患者、能否在未来产生黏性联系的基础。

一、基本要点

在着装方面，要在开业前就确定好人员所在各个岗位的着装要求，可以与一般的医院一样，穿着白衣和护士服，也可以根据自身的特点设计适合自己机构的服装。对于私立医疗机构，我们通常建议尽量花一些心思在着装方面，下一些工夫，设计出适合自己机构的颜色和样式，在服装面料方面也要稍加用心，不要轻易忽视。

在设计服装样式时，最好是根据不同的岗位设计不同的服装，这样会非常有辨识度，能够让客人通过服装就能区分出工作人员的职务和岗位。现在已有一些医疗机构会请专业人员根据不同岗位的特点进行相应的服装设计，而且在面料选择上也多选择既挺阔又舒服透气的面料。同时，最好在服装上标示出机构的标志，也可以再加上医生的名字。

对于工鞋，也要有统一的标准，这一点也很重要。要为员工选择既舒服又透气的鞋子。不能为了贪图便宜而订购质量不佳、穿着不舒适的工鞋，要尽量选择舒适、透气并且大方美观的工鞋。

在正式开业前，要制订完整的礼貌礼仪规范要求，并且一定要对员工进行岗前培训，学习必要的礼貌礼仪，为未来的服务打好基础。要让所有员工都体现出机构的专业化精神面貌。

二、基本礼仪规范

（一）仪容

女士化淡妆，男士面部整洁、不留胡须。

头发保持干净、清爽、整齐，长发要束起戴头花，短发不得过肩，刘海不能挡住眼睛。禁止挑染夸张绚丽的头发。

双手清洁，指甲不能太长，不能做颜色绚丽的指甲。

（二）仪表

上班穿工装，勤换洗，保持工服整洁。

上班穿工鞋，勤刷洗，保持鞋面干净（要求穿白色袜子）。

上班须戴工牌，不可放在衣服里。

不可佩戴夸张、过多的首饰。

不可使用刺激性香水、发胶等化妆品。

（三）前台 / 会员中心接待礼仪

（1）接待患者时应有良好的精神状态，要面带微笑，不得流露出冷淡、嫌弃等表情，不要带有个人情绪接待。

（2）看到患者进院时要站立迎接，回复来访者问题时要站立，当患者入座后可以面对面与患者坐着进行咨询。

（3）患者入座后询问是否需要茶水，如果需要请帮忙倒茶。同事之间要友爱互助，帮忙给客人倒茶。

（4）站姿端正，挺胸收腹，坐姿端正，双腿自然平放，不得跷二郎腿，脚不要踏拍地面或者抖腿。

（5）与患者交谈时要有诚意，要热情，语言流利，切忌所答非所问，词不达意。交谈中要先倾听，不要随便打断对方说话。交谈中注意称呼，如初次见面并不了解患者姓氏时可直接称呼为“女士 / 先生”。

（6）院内行走要小步，切记不要奔跑。两人以上行走时不要并排，不要边走边聊天。院内遇见来访者时，要主动让路，不要抢行。当路口或者门口遇到来访者时应主动退后，示意来访者请先行。

（7）和来访者迎面走过时应打招呼问候“您好”并点头示好。

（8）上班行走或坐落前台不得哼歌，不得闲聊。

（9）前台办公桌上不宜摆放太多物品，保持干净整洁。

（10）离开桌位时要将椅子轻推至原位。

作为一线工作人员，要求第二次见到来访者时就要马上叫出姓名，增加亲密感，拉近距离。要用自己的真心赢得好的口碑。

三、沟通技巧

（一）服务沟通

1. 接听电话

（1）您好，×× 眼科，有什么可以帮到您？

（2）您好，这里是 ×× 眼科，很高兴为您服务。

（3）您好，请您稍等，我给您转接分机电话。

（4）了解来电者身份，在客人叙述完之后，可询问“女士 / 先生，请问怎么称呼您？”后再回答问题，便于顺利交流和沟通。

（5）倾听来电者的需求，如对方描述问题不够清楚，可询问：“请问您咨询的是 ××× 问题吗？”或者是：“您希望了解的是 ××× 问题吗？”

（6）当听不清来电者讲话或者杂音较大时，可回答对方：“十分抱歉，您的声音不是很清楚，请您再重复一下可以吗？”如果仍然听不清楚，可回答对方：“很抱歉，仍然听不清楚，您方便换个位置或者换一部电话再拨打吗？”

（7）来电者咨询后，可询问来电者姓名和电话或者询问是否方便添加微信：“×× 女士 / 先生，您方便留一下联系方式吗？”或者：“我们方便添加一下微信吗？我这边给您做个咨询备注，这样您下次咨询我也会记得您。”

（8）有什么问题您可以随时和我联系，我是客服 ×××。我的联系方式是 ×××，感谢您的来电，我们随时保持联系。

2. 接诊

（1）您好，×× 女士 / 先生，我是客服 ×××，您今天就诊有任何问题可以随时来 ×× 找我。

（2）您好，×× 女士 / 先生，我是护士 ××，接下来由我来给您检查，在检查过程中，有任何不清楚的问题，我们可以随时沟通。

（3）您好，×× 女士 / 先生，我是 ×× 医生，对于您今天的检查结果有不清楚的地方可以随时联系我。

3. 看诊

（1）您好，×× 女士 / 先生，我带您到 ×× 医生诊室看诊。

（2）您好，请您稍等，一会儿 ×× 医生会叫您看诊。

4. 回访

（1）您好，请问您是 ×× 女士吗？

（2）我是 ×× 眼科 ×× 部门的 ××。

（3）今天给您打电话是想了解一下您就诊后的恢复情况，请问您现在方便接电话吗？

（4）请问您对我们医生、护士、前台的服务满意吗？请问您对我们的就诊环境满意吗？请问您还有哪些建议反馈给我们吗？请问您会把 ×× 眼科推荐给身边的朋友吗？

（5）请问您大概什么时间方便复诊，需要我现在为您预约吗？

（6）稍后我会将我们的预约电话、微信号等信息发送到您的手机上，请您查收。

（7）谢谢您的配合，我们会非常重视您的宝贵意见，再见！

（二）检查接诊

1. 基础沟通

对于初查患者：“您好！请问是 ×× 女士 / 先生吗？我是 ×××，

今天由我带您全程检查，检查时间大概1.5小时，在今天检查过程中有什么问题都可以找我，我帮您解决。”

进入检查室后，和患者强调所有检查都是先右眼后左眼，基本所有检查都需要摘掉眼镜，检查过程中听医护人员的指导，尽量不要说话（会影响检查结果，有问题可以检查完该项目再咨询）。

2. 查视力

这项检查的目的是评估术前眼睛的情况。

注意事项：患者检查时身体是否坐直坐正，有没有眯眼睛，看视力表是否吃力。沟通建议如下：

（1）开始：“请您坐这边凳子上，检查时身体坐直坐正，不要眯眼，检查时双眼同时睁开，如果看不清视标直接告诉我就可以。”

（2）戴镜视力：“先不需要摘眼镜，遮眼板挡住左眼，麻烦××排从左向右的顺序说一下视标开口方向。”（直到测量出准确数值，左侧同右。）

（3）裸眼视力：“现在需要摘掉眼镜，遮眼板挡住左眼，麻烦××排从左向右的顺序说一下视标开口方向。”（直到测量出准确数值，左侧同右。）

（4）主视眼：“请您双手平举测试板，双眼同时通过板上的孔看最大的视标。”（提前告知患者有一只眼是看不到的，然后开始分别遮挡患者的左眼和右眼并询问患者是否还能看到视标，能看到视标的为主视眼。主视眼就是主导眼，平时主视眼所看到的东西会优先被大脑接受，大脑习惯性利用它的成像来分析和定位物体。主视眼运动多，往往发育比另外一只眼好。简单说就是优先看到东西的那只眼。）

3. 电脑验光

这项检查的目的是检测眼睛的屈光状态（度数、曲率）。

注意事项：更换颌托纸，升降仪高度是否合适，检查姿势（下巴放于颌托上，前额贴紧）是否正确，检查由右到左，读值至少 3 次，如遇差别较大需多查几遍。

沟通方式建议如下：

（1）开始："这是电脑验光仪，主要检测眼睛的大概度数和角膜弧度，请您把下巴放于颌托上，前额贴紧，高度是否合适，双眼同时睁开直视正前方仪器里面的小房子，不转不眨眼睛，稍微坚持一下。"

（2）结束："这项检查已经结束了，请坐到旁边的检查仪器前，进行下一项检查。"（告知患者所检查出来的结果）

4. 非接触眼压

这项检查的目的是排查高眼压、青光眼。

注意事项：更换颌托纸，升降仪高度是否合适，检查姿势（下巴放于颌托上，前额贴紧，双眼正视前方）是否正确，检查由右到左，读值至少 2 次，如遇差别较大需多查几遍。高于 21 毫米汞柱时需找医生看诊后方可散瞳。

沟通方式建议如下：

（1）开始："这个仪器是检查眼压的，术前排查青光眼。请您坐到这边凳子，下巴放于颌托上，额头贴紧。高度是否合适？双眼同时睁开直视正前方有一个黄色的小亮灯。检查的过程中会有气吹眼睛，这个不会对眼睛造成伤害，坚持一下别怕也别躲。您的眼压是 ××，正常值是 10~21 毫米汞柱。"

（2）结束："这项检查已经结束了，请坐到旁边的检查仪器前，进行下一项检查。”

5. Pentacam 检查

这项检查的目的是检查角膜形态及厚度，术前排查圆锥角膜。

注意事项：暗室环境，更换颌托纸，升降仪高度是否合适，检查姿势（下巴放于颌托上，额头贴紧，双眼正视前方）是否正确，检查由右到左，单眼至少拍 2 张质量合格的照片。

沟通方式建议如下：

（1）开始：“这个是角膜地形图检查，主要是查看角膜的形态及角膜厚度，排查圆锥角膜，请您把下巴放于颌托上，额头贴紧。双眼正视前方蓝色框中的黑色小点。为了结果的准确性，检查过程中双眼要同时睁大，不眨眼睛不转眼球，大概需要 5 秒钟的时间，稍微努力配合一下。”

（2）结束：“这项检查已经结束了，请坐到旁边的检查仪器前，进行下一项检查。”（如检查结果不合格，需要多查几次并做好解释工作）

6. Tomey、Sirius、欧堡检查

检查的目的分别为：tomey，检查角膜形态，排除圆锥角膜；Sirius，暗室瞳孔大小，多用于手术光区的设计；角膜表面像差，为个性化手术提供数据；测量角膜厚度，确定手术的安全范围。欧堡，广角 220~240 免散瞳查眼底，了解眼底的基本状况。

注意事项：做好陪同，协助技师完成检查。

沟通方式建议如下：“您好！接下来的检查由我们的技师 × × 为您检查。”（由于以上检查由技师完成，接待人员要与技师做好交接）

7. 散瞳

这项操作的目的是缓解眼睛疲劳，准确检查眼睛的屈光度，为眼

底激光做准备。

注意事项：查看眼压是否为正常值，询问患者有无开车，做好解释工作。

沟通方式建议如下：

（1）开始："散瞳前的检查都已经做完了，接下来要做散瞳，需要点眼药水使瞳孔扩大以便进行接下来的其他检查。请问您有没有开车？（如果开车建议找代驾或改时间来做散瞳检查，没有开车就正常进行接下来的检查。）请坐到休息区等候，散瞳需要 30 分钟左右，散瞳期间建议尽量闭眼，这样有利于药效的发挥，可以缩短等候时间。有问题随时叫我，我也会定时查看瞳孔的变化，瞳孔散开后 4~6 小时可以恢复，在这期间会怕光、视近物不清楚，看远物正常，戴眼镜不受影响。"

（2）结束："瞳孔散好了，请您随我来验光室，由验光师为您验光。"

8. 综合验光

目的：根据患者的主观感受，提供准确的屈光数据及矫正视力。

注意事项：与验光师进行交接，做好陪同。

术语："这是我们的验光师 ××，由他为您检查。"

9. 医生看诊

"接下来是咱们今天检查的最后一项，裂隙灯检查（查看眼表、虹膜、晶体），由 ×× 医生为您进行检查。"询问病史，讲解检查结果，介绍合适的手术方式，签署手术同意书。

10. 讲解介绍

这项工作的目的是解除患者的疑虑，讲解各种手术方式的优缺点，介绍预约专家及手术时间。

沟通方式建议如下。

（1）开始：“咱们今天的检查已经全部结束了，您的检查结果都是正常没有问题的（具体指出每一项的检查结果及正常值范围），请问您对手术方式有了解吗？根据您的检查情况您以下手术方式都可以做，我向您讲解一下它们的区别。”

（2）全飞：“根据您的度数用飞秒激光在角膜基质上做一个微透镜，然后做一个2毫米的切口，将做好的透镜取出来，这个手术就结束了，全程也就5分钟左右，它相比其他激光手术方式切口小、恢复更快，切断神经少，术后干眼发生概率小，角膜生物力学好 。缺点就是手术范围小。”

（3）半飞秒：“由两台机器完成，一台设备制作角膜瓣（可制作薄瓣90微米，薄厚均匀可控），然后再移到另一台准分子激光机上分离角膜瓣进行基质消融，打激光的过程中会闻到烧焦的味道，您不用害怕，这是蛋白质气化的味道，打激光也就几十秒，所以全程尽量配合好，不要随意转动眼球。半飞秒的手术范围相对比较广，切口约20毫米，由于切口大，切断表面神经会多一点，神经修复时间大概6个月，所以6个月内会有眼干的现象。常规术后都会滴人工泪液来缓解，干眼情况也因人而异。1个月内由于角膜瓣没有完全愈合，所以建议不要揉眼睛，避免角膜瓣移位。”

“半飞秒手术分为两种：标准半飞秒手术和个性化的半飞秒手术。两者的区别是：手术中所用的数据不一样，标准半飞秒手术直接将综合验光数据录入准分子激光中引导手术，个性化半飞秒手术属于‘量眼定制’，根据瞳孔大小，设计合适的手术光区，减少眩光；消除角膜像差，提高视觉质量；静态眼球自旋，多维眼球跟踪系统使手术更加精准。”

（4）s-prk ：“由一台机器完成，全程无接触、无负压、无切口、手术快。术后为了预防 Haze（角膜下混浊）需使用 4 个月的激素，定期到院进行复查，一般外地患者不建议做。比较适合角膜薄或角膜形态不好的患者。”

（5）晶体植入：“适用于角膜形态不好、度数比较高、角膜薄的患者，可逆的加法手术，不损伤角膜神经，术后不会出现眼干症状，视觉质量比飞秒手术要好。”

（三）其他沟通

询问患者是否有想要预约的手术专家，如患者没有确定想预约的专家可以根据患者情况进行推荐。

1. 预约手术

打消患者疑问后为患者预约手术时间，拿术前用药，安排后期对接工作人员。

话术：“您可以加一下 ×× 微信或电话，后续您有什么问题可以及时和我们进行交流。”

2. 注视训练

话术：“手术时需要眼睛不转配合专家手术，回去要提前进行练习（用注视练习卡教患者），盯住绿点保证至少 30 秒眼睛不转。”

3. 术前用药

话术：“术前需要滴左氧氟沙星滴眼液，用于冲洗眼球。每日 4 次，每次 1 滴。（早、中、晚、睡前）一共点够 12 次。点药前清洗双手，眼睛朝上看，点至下眼睑的位置即可。”

将患者送至门口：“请您慢走，有问题随时和我们联系，再见。”

第十七章 医疗与经营之间的矛盾与统一

任何企业的生产和经营的活动都是对立和统一的。企业在发展中，既要抓生产，又要抓经营。生产和经营是企业稳步运行和持续发展的两个必不可少的重要环节。

但是在医疗领域中，就会出现一个问题，那就是医疗机构是否需要经营呢？在医疗机构中，生产就是医疗活动，那么问题就是医疗活动与经营是否都应该在医疗机构共存呢？这个问题如果放到十几年前，可能大多数人会对医疗机构谈经营嗤之以鼻。人们会理所当然地认为医疗机构的职责就是治病救人，怎么能跟经营联系在一起呢！尤其是公立医院，更谈不上经营。近几年，社会医疗的信誉更是遭到了一些破坏，导致很多人会对有经营性质的医疗机构有些排斥。但是随着国家医疗体制的不断改革，社会办医机构的不断增加，经营在医疗领域中的作用也在逐渐被大家所重视。

一、医疗机构到底需不需要经营

我们认为在当前的社会中，医疗机构当然也需要经营。不但是社会办医的私立医疗机构需要经营，公立医院在信息化、市场化环境中同样需要经营。从另一个层面来讲，不仅医疗机构需要经营，医生个人也需要经营。

纵观过去和现在，国家医疗制度、医疗环境、社会环境等，方方面面都有了很大的变化。对于患者群体而言，在信息爆炸的年代，患者不仅可以迅速获取相关的医疗知识，还会面对不同机构令人眼花缭乱的宣传，患者的选择增多，同时患者对医疗需求也随之增加。对于医务人员而言，执业环境相比前些年而言，竞争更加激烈，工作压力也不断增加。从社会环境而言，处在网络媒体高度发达的时代，医疗服务平台海量增加，民众每天接收到的信息量巨大。综合上述三方面因素，不管是医疗机构还是医务人员，如果不进行适当的自我宣传经营，没有办法让患者知道你、信任你、选择你。

二、医生与市场运营的矛盾

在医疗机构的实际工作中，医务人员尤其是医生与负责市场运营的运营团队之间或多或少会存在一定的矛盾和对立。原因在于双方站在不同的角度所关注的问题是不同的。

从医疗的角度来看，医生较为关注严格的手术适应证的筛选，以及满足手术条件后所能达到的手术效果和手术的安全性，包括近期的和远期的，都需要关注。同时，在确保手术安全的基础上，手术效果的稳定性如何，患者对手术效果的满意度如何等，这些都是医生需要重点关注的问题。

从经营的角度来看，运营团队较为关注机构的手术量、手术均价的制定、手术转化率，以及营业收入和利润等实际量化的指标。这些维度的量化指标是眼科机构经营所追求的，所以从这个角度来看，眼科机构更希望有更多患者来就诊，适应证越宽泛越好，转化率越高越好，只要手术安全无隐患就可，这样可以确保营业额和利润率两个指标都能保持较高的水平。

医疗和经营如何两者都兼顾好也许是医疗机构面临的永恒主题。保持两者恰当的平衡点对于医疗机构的长远发展是非常有利的。如何找到这个平衡点，需要管理经营者能在医疗专业度和市场化经营运作上做到高度的协调统一。我们认为，在当前的社会环境下，医疗机构的管理者要充分重视医疗和经营，不能只顾一个方面，而是首先要在管理理念上使两个方面尽可能统一起来。想要做到两个方面的统一，对于医生来讲，就需要努力适应科技的发展，放下姿态多学习并融入这个自媒体时代当中，既要做一名专业性强的好医生，也要做一名不落后于时代发展的新时代医生。对于市场运营人员来讲，就需要多花时间精力去学习专业知识，以使团队的运营方针在不偏离医疗本质的前提下，做到真正回归医疗的、专业性更强的市场化运作。总之，作为眼科领域的管理者、经营者和从业者，需要努力把握好医疗和经营之间的关系，既要为广大患者提供专业、安全、可靠、舒适的医疗服务，也要为机构创造可观的经济效益。

另外，需要强调的一点是，对一所医疗机构而言，只有做到医疗服务水平和市场化运作相辅相成，相互配合，两方面共同向同一目标去努力迈进，才能真正在当今的医疗环境中成为脱颖而出的医疗机构。

ш m ш E ∃ m ш E m ш E ∃ m ш E m ш E ∃ m ш E m

附录

附录 1　激光手术工作流程图

一、咨询流程

客户咨询方式包括网上咨询、电话咨询和现场咨询。对于屈光中心的客服人员来说，虽然咨询方式会有不同，但在流程上大体是相同的；而且不论是哪一种咨询，都要为客户提供详细的解答，并要有良好的服务意识和态度。其流程如下：

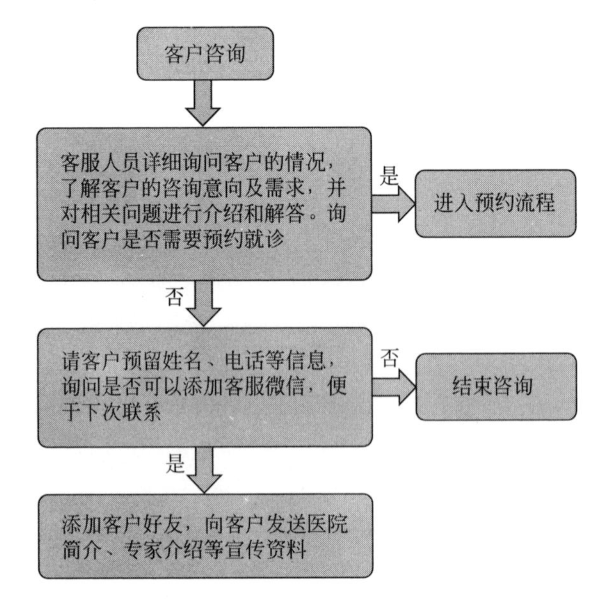

二、预约流程

客户预约方式与客户咨询方式一样，也包括网上预约、电话预约和现场预约。实际业务中，客户预约的就诊项目包括初诊、专家看诊、手术、复诊、验光配镜等，但预约流程是相同的，如下：

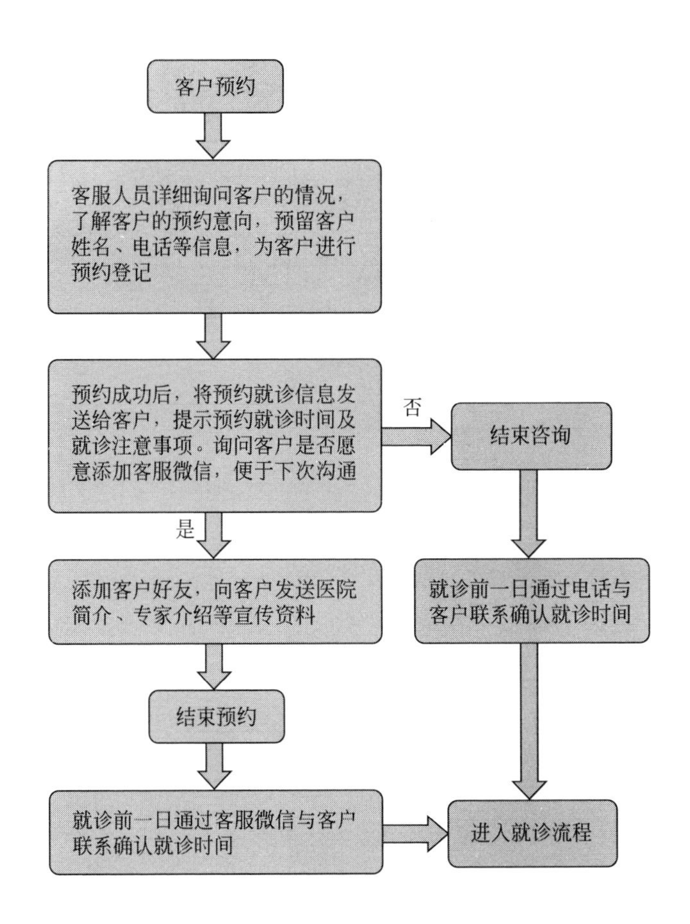

三、就诊流程

客户在咨询和预约之后，会根据自己的情况在屈光中心进行就诊活动。根据就诊项目的不同，可以分为初诊、专家看诊、手术、复诊、验光配镜等，这几个项目的具体就诊流程并不完全相同，需要一一介绍。

（一）初诊流程

初诊流程主要是针对初次到屈光中心进行诊断的客户，其流程如下：

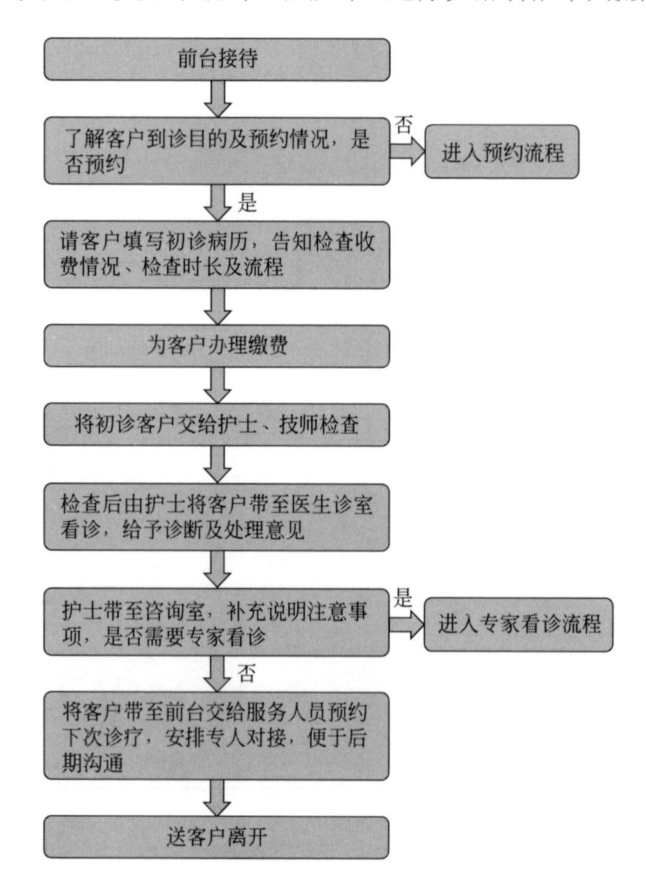

（二）专家看诊

专家看诊主要是针对检查之后需要请专家进行诊断的客户，其流程如下：

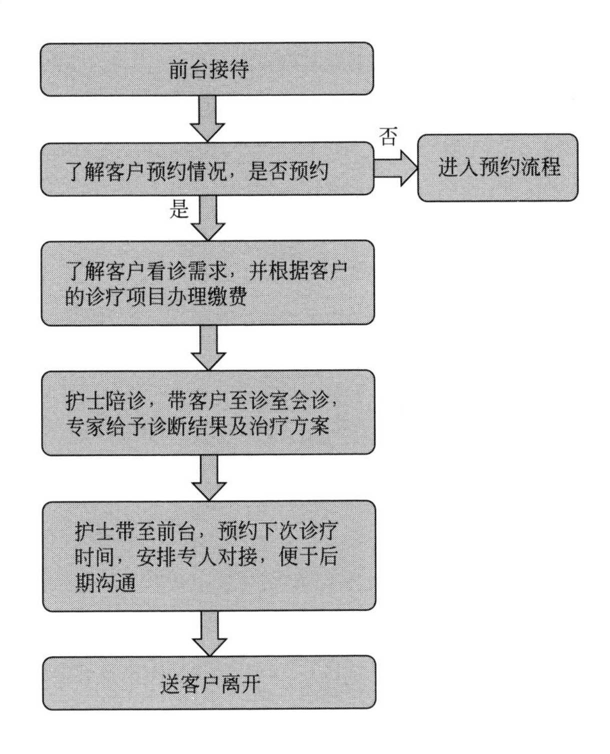

（三）手术流程

手术流程是客户在基本检查完毕并经医生看诊之后，所要进行的流程，主要包括术前检查，其流程如下：

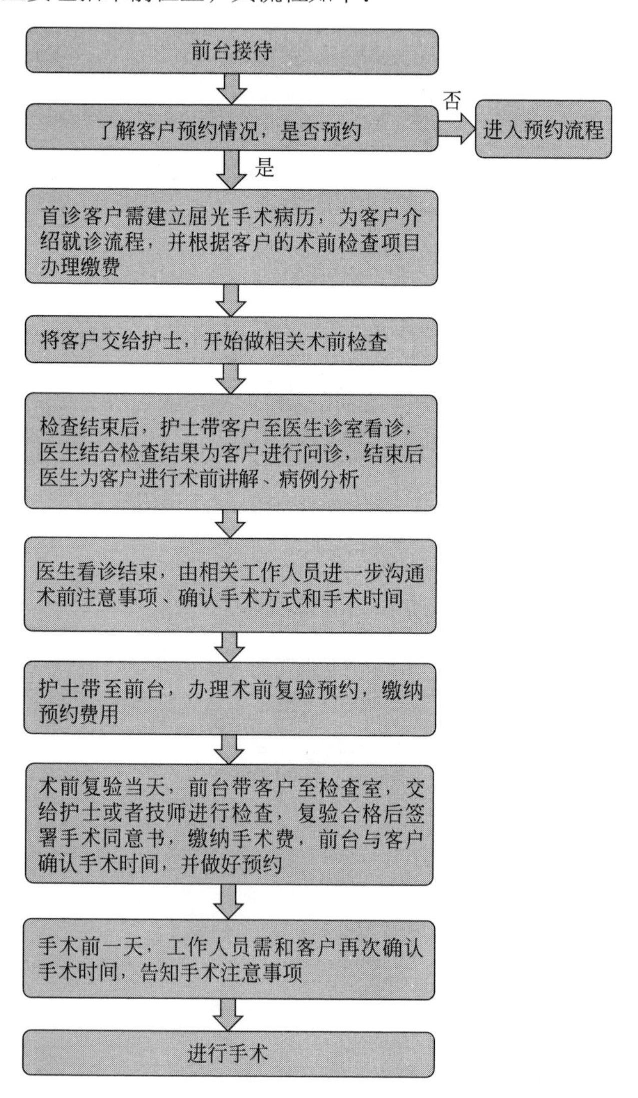

（四）复诊流程

复诊是针对初诊以后还需要诊断的客户，其流程如下：

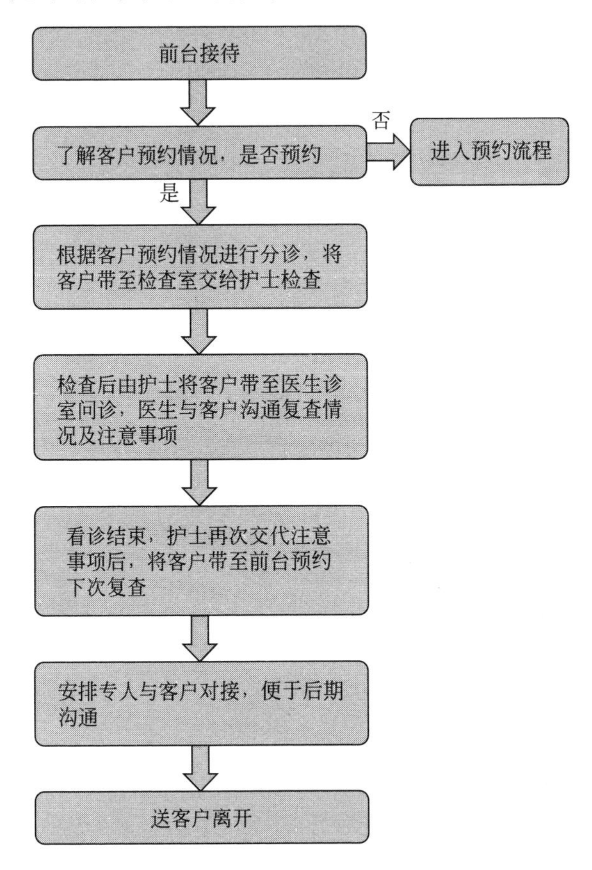

（五）验光配镜流程

验光配镜主要是针对有需要通过配镜矫正视力的客户，其流程如下：

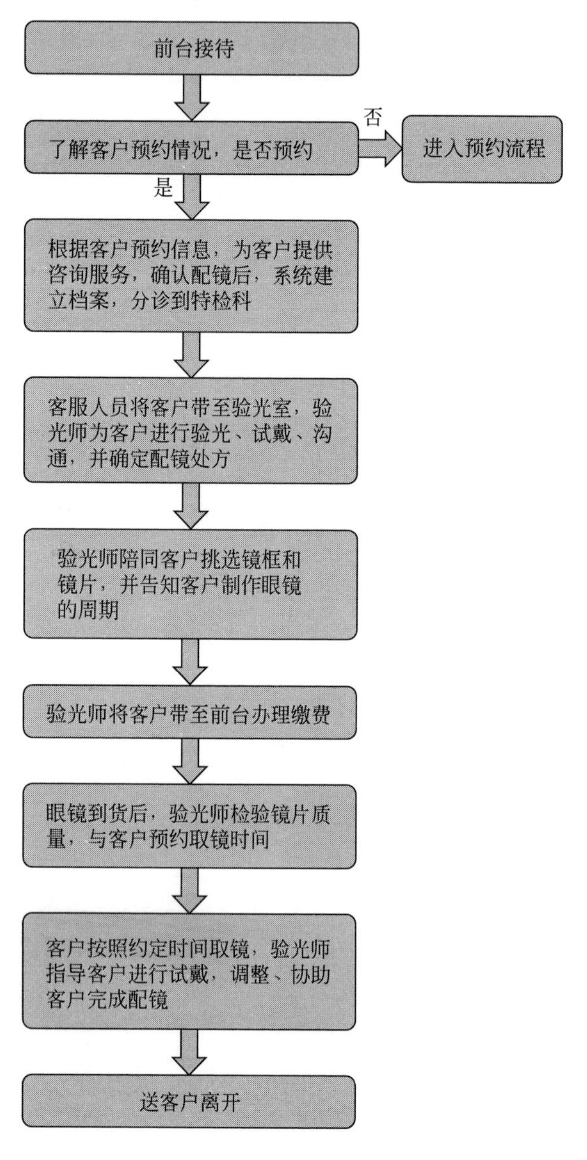

附录 2　儿童眼科接诊流程

儿童眼科接诊流程

首次到院就诊患者

- 接诊，核实患者信息，了解患者此次就诊原因
- 建立患者档案，办理相关手续
- 根据患者选择的检查项目进行眼部检查
- 医生看诊给出处置方案
- 终检分析，合理安排患者下一步治疗方案
- 引导患者至前台预约下次就诊时间
- 审核病历无误后，上传电子病历

框架眼镜验配

- 审核患者检查资料
- 了解患者诉求，喜好，确定框架眼镜样式
- 根据患者此次检查结果进行试戴评估
- 确定度数及相应数据等
- 告知患者戴镜中相应注意事项，定镜等待周期
- 引导患者办理相关手续
- 预约下次就诊时间，送患者离开

验配角膜塑形镜

- 评估患者病历信息及病历完善情况
- 戴镜前医生评估患者当前眼部健康情况
- 与患者及家属协商确定角膜塑形镜品牌
- 根据患者眼部数据选出首次试戴参数
- 告知试戴者首次戴镜后感受，清洗并消毒镜片后戴镜
- 模拟睡眠，确定角膜塑形镜最终定制参数
- 根据不同品牌讲解相关知情同意书及定镜周期
- 引导患者至缴费处办理相应手续

定期复诊

- 患者到院后核对患者预约信息，办理相应缴费手续
- 引导患者进行眼部项目检查
- 书写电子病历信息，核对并上传检查单
- 医生看诊患者
- 根据医生诊断，安排下一步治疗方案
- 引导患者在前台办理相应预约手续，送患者离开

视觉训练

- 就诊前一日与患者核对就诊时间
- 患者到院后核对就诊项目，办理登记手续
- 引导患者就诊医生给出训练方案
- 训练技师全程引导患者进行相应训练
- 训练结束后，再次就诊医生评估此次训练效，确定训练间隔时间
- 引导患者至前台办理预约手续，送患者离开

附录 3　管理人员要懂得财务知识

任何企业的运营成果都反映在三大报表里，所以对报表里的各项指标、各项占比的分析是非常重要的。

一、投资回报率衡量企业经营状况是重要标准

一个公司经营的好坏必须明确衡量的标准。有的人看到净利润的增加就认为经营良好，但管理人员不能只考虑净利润的增加，而应该关注财务人员提供的投资回报率报表，如果只看净利润而忽略了投资回报率则无法判断其资金运作的效率到底是好还是不好。所以，资产回报率是衡量企业经营状况的重要标准。

二、公司资金的分类

公司资金的支出一般分为三类，分别称为成本、资产和费用。

成本也叫已耗成本，也就是说，这个资源已经耗掉其效能，所以应进损益表。

资产也叫未耗成本，是指还没有耗掉的，可以使用很久的资产，包括原料和固定资产。

费用是把已耗的成本分成直接认购和直接费用两种，直接费用一般分为三种：销售费用、管理费用和财务费用，同时费用中还包括所得税和营业外损失。原料通过使用而变成费用的一部分，固定资产通过折旧出现另外一种叫非付现的支出，也应属于费用的一种。

资金支出具体情况见下图：

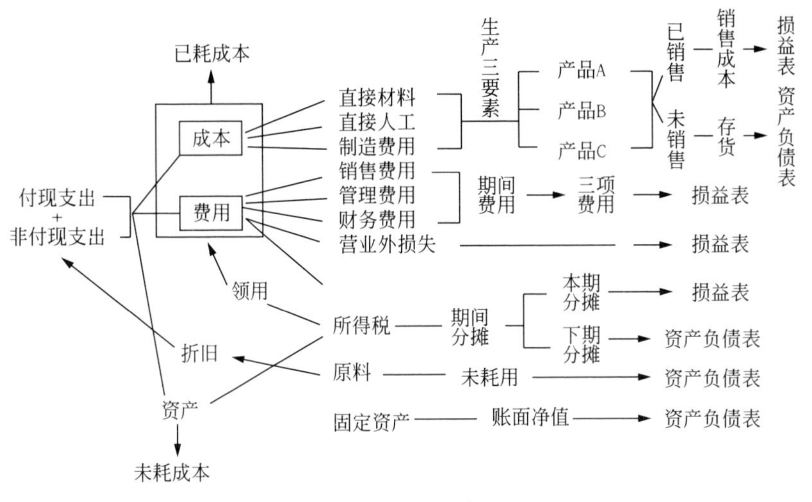

资金支出具体情况

从上图可以非常清晰地体现出一笔耗费进入了两张表，即损益表和资产负债表。所以公司的管理者不能单纯拿损益表来评价公司的经营效益。公司每段时间花费的金额大部分不进损益表而是进资产负债表。

由此可以得出结论，营业收入的增长和净利润的大幅增长甚至是同幅度的增长，都不一定是最有绩效的。针对公司的经营情况，财务上需要关注的指标是投资回报率，投资回报率才是衡量经营效益的核心。

三、负债分析

针对负债，需要问以下问题：为何借？向谁借？借多久？利息几何？

这几个问题，是帮助我们理清楚企业借款的原因及迫切程度。观察负债的组成，分析是属于有息负债，还是无息负债。

四、负债率

有价值的负债率计算应该使用“有息负债/总资产”这一公式。负债率应该和同时期、同行业的其他企业比较。如果有息负债超过了总资产的六成，企业就属于比较激进了。

五、资产项目

看资金的去处，主要看两方面：原来的资金去向分布有何变化，新资金（新借的和新挣的）用到哪儿去了。这两项都需要和前一年的财务报表进行比较。

资产项目主要看四个要点：生产资产占比、应收占比、有息负债现金覆盖率、非主业资产占比。

这些比值可以考虑从三个角度来分析，即结构、历史、同行。其中，生产资产包括固定资产、在建工程、工程物资、土地、长期待摊费用等。

六、生产资产占比

计算方法为：生产资产占比 = 生产资产/总资产。

七、历史分析和行业对比

（一）历史分析

观察公司生产资产/总资产比例历年是如何变化的，然后要思考发生变化的原因，企业需要加大或减少哪些资产及其利弊。

（二）同行对比

统计竞争对手相关数据，对比其在年内变化的异同。

如果变化方向趋同，说明业内人士对行业发展的预测基本一致，所采用的策略也基本一致，大致说明行业维持原有方向，未发生突变或转折。如果不同，如出现一家更重，另一家更轻，说明行业内人士对企业的发展趋势的预测和发展策略出现了不一样的看法。其中就可能潜藏着投资机会或者投资风险。

八、应收占比

计算方法为：营收占比 = 应收款 / 总资产。

应收款是资产负债表中的所有应收项目的总和后，减去“应收票据”里银行承兑汇票金额（银行承兑汇票等于略打折的现金）。

关注点：

第一看是否过大。营收占比超过三成就很可能有问题。拿应收账款余额除以月均营业收入，看应收账款大致相当于几个月的收入（应付账款也可以这么看），思考是不是过大了。对比同行业其他公司数据，处于中位以上的，可以暂时认为是偏大了。

第二看是否有巨变。正常来说，不应该出现超过营业收入增幅的应收款增幅。

如果出现了，一般说明企业可能采用了比较激进的销售政策，这不是好的现象。

这里要注意绝对数额，增幅很大但绝对数额小则无须担心。

第三看是否有异常。如某些应收款单独测试减值为零，应收款集中在少数几家关联企业，或者其他应收款科目突然大幅增加等现象。

九、有息负债现金覆盖率

计算方法为：有息负债现金覆盖率 = 货币资金 / 有息负债。

这个比例主要看公司是否有债务危机。

一个稳健的、值得信任的公司，其货币资金应该能够覆盖有息负债。在出现紧急情况时，能够保障生存。至多可以放松至货币资金加上金融资产，两者合计能够覆盖有息负债。这个比值，是个刚性标准，可以和历史比较，看看企业发生的变化，但无须和同行比较。

十、非主业资产占比

计算方法为：非主业资产占比 = 非主业资产 / 总资产。

该比例是看一个公司是否将经营重点放在自己擅长的领域。

如果和主业经营无关的资产占比增加，如一家制造业企业，将大量的资金配置于交易性金融资产或投资性房地产，说明该公司管理层在自己的行业内已经很难发现有潜力的投资机会。

十一、利润表

利润表主要关注四个要点：营业收入、毛利率、费用率、营业利润率。

十二、营业收入

营业收入展示企业经营状况和发展趋势。

十三、营收增长方式

如果不考虑收购兼并式的增长，企业收入的增长通常有三种途径，即潜在需求增长、市场份额扩大和价格提升。

不同增长途径的可靠性不同。

潜在需求的增长，在行业内不会产生受损者（仅受益程度不同），不会遭遇反击，增长的可靠性最高。

份额的扩大，是以竞争对手受损为代价的，势必遭受竞争对手的反击，因而要评估竞争对手的反击力度及反击下增长的可持续性。

价格的提升，是以客户付出更多为代价，可能迫使客户减少消费或寻找替代品，需要评估的是消费的替代性强弱。

十四、行业内营收对比

不仅要看企业营业收入绝对数的增长，还要看增速是否高于行业平均水平。

只有营收增长高于行业平均增速，才能证明企业市场份额在扩大，证明企业是行业中的强者。

反之，营收萎缩、持平或低于行业平均水平的增幅，都是在提示公司：企业的市场份额在缩小。

因此，看待企业营业收入增长，需要防止自己过于乐观。

十五、毛利率

营业收入是减去营业成本的毛利润，毛利润在营业收入中所占比例是毛利率。

十六、毛利率与竞争优势

高毛利率意味着公司的产品或服务具有很强的竞争优势，其替代品较少或替代品的代价很高。

而低毛利率则意味着企业产品或服务存在着大量替代品且替代的代价很低。产品价格上的微小变动，都可能使客户放弃购买。

企业的利润空间，不仅取决于自己做得是否好，还取决于对手是否做得更好。

选择低毛利率的企业，意味着要依赖管理层的运营能力或者冒高倍杠杆的风险。

一般来说，毛利率能保持在 40% 以上的企业，通常都具有某种持续竞争优势。

十七、费用率

费用一般称为“三费”，包括销售费用、管理费用和财务费用，费用率指费用占营业总收入的比例。

看费用率的时候，可以采取保守一点的策略，单独考虑财务费用。

如果利润表财务费用是正数（利息收支相抵后，是净支出），就把它和销售、管理费用加总一起算费用率；如果财务费用是负数（利息收入相抵后，是净收入），就只用（销售费用 + 管理费用）÷ 营业总收入计算费用率。

十八、费用率也是用来排除企业的

任何一家企业运营过程中，必然要产生费用。管理者看费用率，是要警惕费用率高的公司和费用率剧烈变化的情况。

十九、销售费用率

销售费用比较高的企业，产品或服务自身没有“拉力”，必须靠营销的“推力”才能完成销售。

最常见的就是有促销活动，就有销售，没有促销活动，销售额就立刻降下来。

而销售费用比较低的企业，通常是因产品或服务本身容易引起购买者的重复购买，甚至是自发分享、传播。

因而销售费用高的企业，在企业扩张过程中，不仅需要扩大产品或服务的生产能力，同时还需要不断配套新的团队、资金和促销方案。

这对企业的管理能力边界要求极高，稍有不慎，企业可能会在规模最大的时候，暴露出系统性问题，导致严重后果。

二十、管理费用率

管理费用，通常应该保持增长比例等于或小于营业收入的增长比例。

如果出现管理费用率大于营业收入增幅的变化，管理者就需要查出明细，挖掘究竟是什么发生了变化，尤其需要注意已经连续出现小额净利润的情况。

二十一、费用 / 毛利

费用率也可以用费用占毛利润的比例来观察，这个角度去掉了生产成本的影响。

如果费用（销售费用、管理费用及正的财务费用之和）能够控制在毛利润的 30% 以内，就算是优秀的企业了；在 30% ~ 70% 区域，仍然是具有一定竞争优势的企业；如果费用超过毛利润的 70%，通常而言，企业就有一些经营风险了。

二十二、净利率

把费用率和毛利率结合起来看，其实就是排除低净利润率的企业。

二十三、利润含金量

确认净利润含金量的方法是，用现金流量表里的“经营现金流净额”除以利润表的“净利润”，这个比值越大越好，持续大于 1 是优秀企业的重要特征。

它代表企业净利润全部或大部分变成了真实的现金，回到了公司账上。

二十四、现金流量表

通过关注现金流量表可以发现企业的异常状态。

二十五、经营活动现金流量中的异常

（1）持续的经营活动现金流净额为负。

（2）虽然经营活动现金流量表净额为正，但主要是因为应付账款和应付票据的增加。

应付账款和应付票据的大量增加，可能意味着企业拖欠供应商货款，是企业资金链断裂前的一种异常征兆。

二十六、投资活动现金流量中的异常现象

（1）购买固定资产、无形资产等的支出，持续高于经营活动现金流量净额，说明企业持续借钱维持投资行为。

（2）投资活动现金流入里面，有大量现金是因出售固定资产或其他长期资产而获得的。这可能是企业经营能力衰败的标志，是企业经营业绩进入下滑跑道的信号灯。

二十七、筹资现金活动现金流量中的异常现象

（1）企业取得借款收到的现金，远小于归还借款支付的现金。这可能透露银行降低了对该企业的贷款意愿，使用了“骗”回贷款的手段。

（2）企业为筹资支付了显然高于正常水平的利息或中间费用——体现在“分配股利、利润或偿付利息支付的现金”和“支付其他与筹资活动有关的现金”两个科目的明细里。当然，这也可能意味着企业遇到了必须救急的事情。

二十八、分析现金流量表

（1）净利润、经营现金流净额历年对比图：观察经营现金流净额是否为正，是否持续增长，净利润的含金量如何。

（2）营收、销售收到现金历年对比图：观察营业收入的增长是否正常，营收的增长是否是通过放宽销售政策达到的。

（3）现金余额、投资支出、现金分红、有息负债历年对比图：了解公司的现金是否足以支撑投资和筹资活动。

不仅如此，我们还可以通过加进资产负债表中有息负债的数据，了解公司用以支撑投资和筹资活动的现金来源是否合理。

二十九、如何利用资产负债表分析问题

资产负债表是三大基础报表之一，反映的是某个时点上的财务状况。就好像企业的骨骼，通过它可以了解企业的基本状况，对于企业的“高矮”（轻资产或者重资产、有多少负债）或者“营养状况”（是否保值增值或者负债有无保障）都可以有所了解。

利用资产负债表分析问题，我们不仅要将静态分析和动态分析相结合，还要结合报表附注等相关信息，对其进行全面地解读。对于某些关键信息要由点及面地进行了解，才能够知道企业是否真正健康。

（一）阅读资产负债表前的两个基本问题

（1）不同的行业、不同产业所采用的会计政策有可能不同，是可能对资产负债表产生较大影响的，具体分析时需要结合公司的行业、产业并关注“报表附注”中的会计政策和估计来进行了解。

（2）即使是同一行业，由于公司战略和运营模式的不同，也会对报表产生较大的影响。因此，分析报表时，需要知道这些因素对报表可能产生的影响，更有助于做出准确的判断。

（二）资产负债表的静态分析

资产负债表是一张静态的报表，通过对其结构和组成项目的分析，

可以看出这个企业的优势或者风险。

1. 看资产构成——财技保守还是风险不断?

资产负债表的构成，就是企业的“发家史”。借了多少债，股东出了多少钱，一目了然。如果企业完全使用自有资金，从不举债，那么有可能是财技过于保守，没有运用负债来降低公司的综合资金成本；举债不高，或者负债率长期保持稳定，可能是公司采用比较稳健的财务政策，相对来说，财务风险也相应较低；如果企业负债率很高，有可能是行业的特点，有可能是公司战略，如果出现了渐进式增长，则有可能是采用了比较激进的财务政策，要关注其是否有无法偿还到期债务的风险。

2. 看项目结构及占比——是“护城河”还是“沼泽地”?

除了看资产负债的整体构成，还要细化到具体的项目及其占比。有些项目是可以为企业带来竞争优势和筑起行业壁垒的，比如投资性资产或者无形资产，有些是为企业带来流动性的，比如货币资金，而如果是出现了营运资本占比较高，比如大量的存货或者应收账款，那么要去进一步看看其运转效率如何，看看公司的运营和周转有没有出现问题。

（三）资产负债表的动态分析

除了静态地分析资产负债表的构成和各项目的占比，我们还需要关注报表的变化。让报表“动”起来，可以帮助我们识别很多问题。

1. 关注报表整体结构变化

如果资产负债表的构成发生变化，比如资产负债率、流动比率、有息负债率等连年发生大幅变化，那么一定要追根寻源，并分析合理性。

2. 关注项目结构变化

我们不仅要关注资产负债表的整体结构变化，也要关注其中具体项目发生的变化。

这些变化很可能提示我们需要对业务深入分析或者企业存在某些风险。

（四）结合表外信息进行深挖

仅仅通过报表反应的数据，还是有限的。我们要通过与报表相关的附注，来找到资产负债表质量的“蛛丝马迹”，从而进行进一步深入地分析。比如如下几项：

（1）货币资金受限的披露。比如账面显示有货币资金 5000 万元，但有 70% 是在银行开立承兑时的保证金，流动受限，那么这个资金虽然多，但仍可能资金压力很大。资产的质量可能并不高。

（2）应收账款的账龄。我们关注应收账款的质量，不仅仅是周转率，还要关注其账龄。

看看其账龄的波动是否正常，减值计提是否充分。甚至对于有些通过体外资金造假的情况，也是可以通过账龄的波动分析得到印证的。

（3）关联方交易及资金占用。关联方的占用可能体现在“其他”的项目中，这些“其他”项目往往都是“大杂烩”，需要用心琢磨，有没有导致企业的资金使用受限，从而降低了资产的质量。

（五）总结

资产负债表是一张静态的报表，利用其分析问题，我们要“动静结合”，还要有表外的附注信息进行辅助。同时，不能孤立地看待一张报表，报表数字要结合公司的行业、战略和经营模式。看数字，其实是在看业务。我们希望通过表面的现象，能探究到其深层次的本质情况。